ρ

# INDICATEUR MÉDICAL

## ET TOPOGRAPHIQUE

# D'AMÉLIE-LES-BAINS

### — PYRÉNÉES ORIENTALES —

PARIS. — IMP. SIMON RAÇON ET COMP., RUE D'ERFURTH, 1.

# INDICATEUR MÉDICAL

## ET TOPOGRAPHIQUE

# D'AMÉLIE-LES-BAINS

— PYRÉNÉES ORIENTALES —

PAR

## LE DOCTEUR ERNEST GÉNIEYS

MÉDECIN INSPECTEUR DES ÉTABLISSEMENTS CIVILS D'AMÉLIE
MEMBRE CORRESPONDANT DE LA SOCIÉTÉ D'HYDROLOGIE MÉDICALE DE PARIS
DE L'ACADÉMIE DE MÉDECINE ET DE CHIRURGIE DE BARCELONE, ETC.

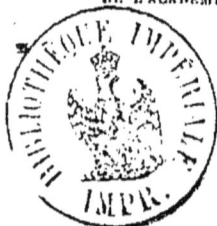

# PARIS

## VICTOR MASSON ET FILS

PLACE DE L'ÉCOLE DE MÉDECINE

—

1862

# INDICATEUR MÉDICAL

## ET TOPOGRAPHIQUE

# D'AMÉLIE-LES-BAINS

---

### HISTOIRE D'AMÉLIE-LES-BAINS
### POSITION

Amélie-les-Bains est situé dans le département des Pyrénées-Orientales, sur le versant méridional du Canigou, et au pied des montagnes qui, se terminant à Port-Vendres, servent de frontière entre la France et l'Espagne.

Les thermes d'Amélie étaient connus primitivement sous les noms de Bains-sur-Tech qu'ils ont quittés, sous le règne de Louis-Philippe, pour prendre celui de la reine. La commune a huit cents habitants indigènes, mais ce chiffre de la population est plus que doublé

1

par les baigneurs étrangers. Amélie a pour chef-lieu
de canton Arles-sur-Tech (4 kilom.) et pour chef-
lieu d'arrondissement Céret (9 kilom.) — Le village
occupe un plateau très-étroit à la réunion de deux
vallées qui sont arrosées par les torrents du Tech et du
Mondony. Amélie est entouré par une série de collines
échelonnées qui lui forment un amphithéâtre protec-
teur, d'un aspect très-pittoresque.

Sur le sommet du pic le plus voisin Louis XIV a fait
construire un fort qui protége la route d'Espagne, et
qui sert de garnison à une compagnie de soldats d'in-
fanterie. En face et au nord est Monbolo, un des derniers étages du Canigou, couronné par un hameau et
par des métairies éparses.

Au côté sud les deux montagnes, nommées en cata-
lan Puig d'Olou et Serrat d'en Merle, présentent deux
pyramides de rochers d'un grand caractère qui semblent se toucher et qui cependant laissent dans leur
intervalle passer le Mondony, torrent rapide lequel
devient impétueux après une pluie d'orage. La tradition populaire a donné les noms de Pic et de Douche
d'Annibal à une roche escarpée et à une cascade de dix
mètres qui signalent l'entrée du Mondony dans le val-
lon où repose Amélie-les-Bains.

A l'extrémité du village, le Mondony se jette dans
le Tech, près d'un pont hardi et original qui est dessiné
par tous les touristes. La rive droite pourrait s'appeler
la rive militaire : elle est occupée uniquement par l'hô-

pital et par ses nombreuses dépendances. La rive gauche ou civile se relie à la précédente par trois ponts dont l'un sert d'aqueduc à la source sulfureuse de l'État. Toutes les sources d'Amélie sortent, à différentes hauteurs, d'un même rocher, griffon d'un immense réservoir d'eaux très-chaudes qui se comportent à la manière des sources artésiennes naturelles et qui subissent un parcours ascensionnel de plusieurs centaines de mètres.

Autour de ce rocher se sont groupés, dans le principe, les établissements civils et les cabanes des paysans : c'est l'ancien Amélie ou la partie haute du village qui se trouve dans l'ombre d'une montagne très-élevée. — La partie basse se crée seulement depuis quelques années : elle se compose de maisons neuves plus confortables, plus appropriées aux habitudes des personnes du Nord, et surtout mieux exposées à l'action salutaire du soleil.

L'Amélie nouveau est déjà plus considérable que l'ancien; il a de l'air et de l'espace; il est choisi de préférence par les familles étrangères qui commencent à faire bâtir dans le pays.

Les malades, en hiver, ont besoin de sentir le soleil; ils le réclament incessamment. Cette nécessité impérieuse donne un crédit positif au projet qui s'élabore depuis plusieurs mois, et qui, en se réalisant, aurait pour but de fondre les deux établissements actuels et de construire un établissement grandiose qui serait plus en harmonie avec les exigences d'une clientèle toujours croissante.

Le lieu choisi par MM. les ingénieurs, qui s'occupent de cette œuvre éminemment utile, est la grande prairie qui s'étend sur les bords du Tech et qui s'adosse à la colline de Montbollo. Dans cette oasis privilégiée, le vent ne peut faire sentir presque aucune influence et le soleil y concentre si bien ses rayons que le thermomètre accuse toujours plusieurs degrés au-dessus de la température observée dans le reste de la vallée.

Les thermes nouveaux et les maisons d'habitation se trouveraient placés dans un parc où il n'y a qu'à tracer des allées, tant la richesse du sol et la variété intelligente des irrigations y développent une végétation superbe.

Espérons que ces efforts persévérants seront bientôt couronnés de succès, et qu'Amélie-les-Bains pourra offrir aux étrangers une hospitalité plus digne d'eux et plus secourable aux affections si nombreuses et si graves dont ils viennent demander le soulagement à notre climat et à nos eaux sulfureuses.

Il est juste que les malades civils trouvent ici les mêmes avantages que le gouvernement a réunis pour les invalides de l'armée et de la marine. Après une enquête sérieuse sur les vertus que les eaux et le climat de cette station thermale peuvent avoir dans le traitement de certaines maladies, le ministère de la guerre s'est décidé à fonder à Amélie un hôpital modèle. Il a dépensé des sommes importantes pour que ce tétablisse-

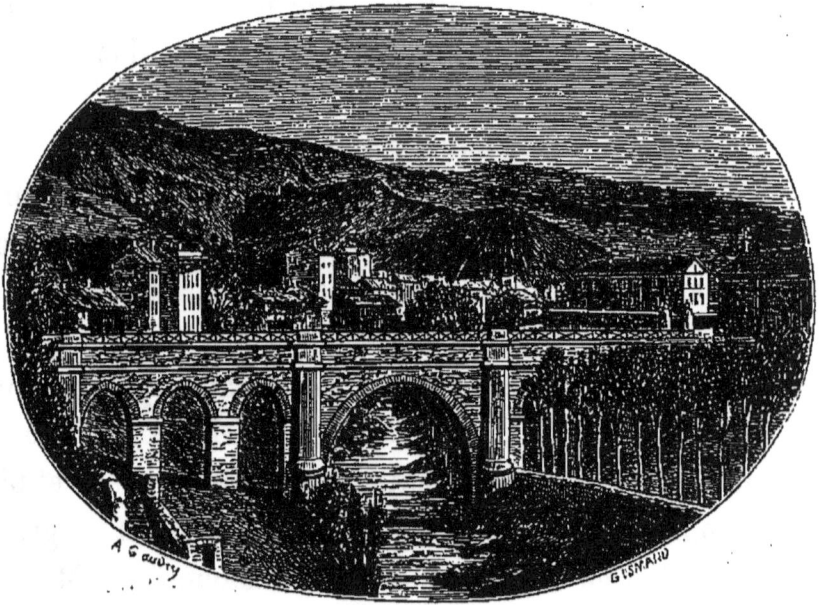

VUE GÉNÉRALE

D'AMÉLIE-LES-BAINS ET DE L'ÉTABLISSEMENT MILITAIRE

ment fût doté de tous les perfectionnements modernes de l'installation balnédaire. La voie est donc glorieusement ouverte, elle présente des garanties excellentes de réussite. Il s'agit simplement de suivre l'exemple donné par l'État. Or les particuliers, usant de leur initiative, mus par le double motif de l'humanité et d'une louable ambition, doivent mettre un terme à d'injustes et misérables luttes; ils doivent obtenir pour Amélie-les-Bains un établissement civil qui fonctionne également bien pendant les saisons de l'hiver et de l'été. Tous les intérêts y trouveront leur satisfaction et la localité, autant que les étrangers, auront plus tard une profonde reconnaissance pour les courageux auteurs de cette réforme.

Des traces nombreuses de monuments romains et gaulois attestent que les sources sulfureuses d'Amélie-les-Bains ont joui d'une grande vogue dans une antiquité très-reculée. Des thermes importants avaient été établis près du rocher d'où s'échappe l'Escaldadou, et le peuple-roi qui n'était pas avancé en fait de médecine, avait cependant donné, à Amélie, une preuve de sa foi traditionnelle dans l'usage des eaux minérales pour la guérison des maladies chroniques.

Amélie n'est situé qu'à une lieue de l'ancienne voie romaine qui réunissait la Gaule Narbonnaise à la péninsule hispanique. Il devait donc être très-fréquenté par les légions qui parcouraient souvent cette route. Aussi, bien que les archéologues ne puissent assigner une date

précise à la construction des thermes primitifs, tous
s'accordent à lui reconnaître le cachet romain. Les dimensions colossales, la disposition de la route, la forme
des piscines, leur pavé en mosaïque dont quelques por-
tions persistent, etc., sont autant de circonstances qui
viennent à l'appui de cette opinion. Le parallélogramme
conservé présente une longueur de vingt-quatre mètres,
une largeur de douze mètres et précisement la même
mesure pour l'élévation de la voûte au-dessus du sol.
Les murs d'enceinte ont deux mètres, trente-cinq centimètres dans leur partie perpendiculaire et ils s'étayent
encore de quelques contre-forts extérieurs. La voûte
conserve l'épaisseur d'un mètre soixante-quinze centimètres.

L'église actuelle d'Amélie faisait également partie
des thermes et le savant antiquaire M. Jaubert de Passa
veut qu'elle ait été détachée d'une ancienne piscine.
Il est facile de juger de la grandeur de l'édifice complet
en dépouillant, par la pensée, ces ruines imposantes
des constructions où elles ont été malheureusement
noyées : au-dessous du jardin Martinet, des pans de mur
marquent un autre côté de l'enceinte primitive.

Au huitième siècle ces thermes étaient encore debout
et ils représentaient une haute valeur, car Charlemagne
(786) en fait une mention spéciale dans les donations
qu'il accorde au monastère que les bénédictins avaient
fondé à Arles en 778. Cette donation et celle de la chapelle de Saint-Quentin, l'église actuelle, sont répétées

dans les édits de Charles le Chauve (869) et de Louis II
(878). Le cartulaire du monastère d'Arles et le recueil
de l'archevêque Pierre de Marca renfermaient les titres
de ces concessions.

Au huitième siècle le village n'existait pas encore.
L'exploitation des mines de fer du voisinage et les travaux des forges paraissent avoir groupé les premiers
habitants auprès de ces thermes. Ce ne fut qu'en 1315
que la commune devint assez considérable pour que la
petite chapelle de Saint-Quentin fût érigée en paroisse.

# PARTIE MÉDICALE

# CLIMAT ET TABLEAU MENSUEL DES TEMPÉRATURES
## D'AMÉLIE-LES-BAINS
### REMARQUES SUR LES STATIONS D'HIVER[1]

Amélie-les-Bains est sous le même degré de latitude que Rome, le quarante-deuxième degré. — Pise, Florence, Lucques, Nice, Hyères, Cannes, Villefranche, Mentone, Montpellier, sont sous le quarante-troisième. Pau est encore plus haut vers le nord.

La température la plus basse de l'hiver n'est jamais

[1] Pour étudier les thermes d'Amélie-les-Bains, on peut consulter les publications faites par Lemonnier (1759), Carrère (1756), Bonafos (1775), le professeur Anglada père (1813), le professeur Anglada fils (1818-1850), docteur J. Pujade (1840-1861), J. Henry (1842), Jean de Bazanyola (1857), docteur Ern. Génieys (1855), docteur Rotureau (1859), de Tillancourt (1859); les analyses faites par MM. Bérard, Bouis, Poggiale et Fontan (1856-1861); les rapports adressés à l'Académie de médecine par le médecin-inspecteur, et au conseil de santé par MM. les médecins militaires (1856-1861).

excessive sur le versant méridional du Canigou, puisque, non-seulement l'olivier, mais le grenadier, le citronnier, l'oranger, le palmier, les cactus y sont cultivés en pleine terre; aussi les personnes qui craignent le froid et les transitions brusques de température, se trouvent parfaitement de passer leur hiver dans cette partie du Roussillon.

Seulement, étant frappé des erreurs incroyables qui sont répandues dans le monde médical au sujet des divers climats du Midi, je tiens à résumer ici les observations que j'ai pu faire sur les particularités que présentent les stations du littoral méditerranéen que j'ai successivement habitées ou visitées depuis quatorze hivers.

La différence de l'atmosphère d'Amélie-les-Bains, comparativement à celle de Paris, de Lyon, des climats du Nord en général, c'est une sécheresse douce, moins rude que sur les bords de la mer. Il pleut rarement à Amélie, et, quand il pleut un jour ou deux de suite, on est surpris de ne pas avoir, en respirant, la sensation d'un air humide. Nos malades, que l'affection des voies bronchiques rend d'ordinaire si impressionnables, font volontiers cette remarque, et l'hygromètre accuse le même phénomène.

Ce phénomène tient-il aux pentes d'un sol volcanique qui ne permettent pas à l'eau de s'infiltrer, ou bien encore à l'aridité des montagnes rocheuses et peu boisées qui nous environnent? Je l'ignore.

La plus belle saison d'Amélie, par l'égalité de la température et par l'absence des vents, est l'automne, du 1er septembre au 15 décembre, et parfois jusqu'au 15 ou 25 janvier.

En hiver, il y a toujours une quinzaine difficile à passer, à cause du temps variable, âpre ou pluvieux. J'ai vu cette période, tantôt en janvier, tantôt en février, en mars et même en avril.

Le printemps est sans contredit plus désagréable que l'hiver à Amélie. Il est signalé par la présence du vent. Le vent est le grand ennemi du midi de la France, comme l'humidité est l'inconvénient des provinces du Nord ; il est certes moins fort qu'à Montpellier, qu'à Marseille, Hyères, Cannes et Nice, dans toutes ces plaines du Languedoc et de la Provence, où les rafales du mistral sont insoutenables.

Nous sommes au pied du Canigou et par cette immense montagne, protégés des vents du Nord, les plus désastreux. Montbolo et Palalda complètent derrière Amélie, vers l'ouest et vers l'est, deux contre-forts d'un vaste amphithéâtre de collines qui nous défend contre les vents du littoral et contre ceux qui descendent de la chaîne pyrénéenne. Montalba et le pic de Fort-les-Bains, nous garantissent des vents d'Espagne.

Néanmoins il reste bien des fissures à ces masses de rochers, bien des courants d'air dans es gorges et le long des torrents. Or, ces brises inattendues commandent mille précautions pour les malades sujets aux affections catarrhales, pour les rhumatisants, pour ceux surtout qui, soumis à la cure thermale, ont la peau plus impressionnable aux influences extérieures.

C'est une immense illusion de croire qu'il fait toujours chaud dans le midi de la France, et que, lorsqu'on
gèle à Paris, il suffit de dépasser Bordeaux ou Avignon,
pour trouver une température élevée. La publication
du bulletin journalier des observations météorologiques
que le télégraphe rapporte des différents points de
l'Europe, fait admettre ces vérités dans le domaine
public. Les comparaisons prouvent, aussi bien que la
géographie, qu'il doit y avoir, par exemple entre la
Haye et Paris, une différence moyenne de dix degrés
de température, et que cette différence doit être sensi-
blement la même entre Paris et Amélie-les-Bains.

En conséquence, les malades qui veulent être assurés
de goûter un hiver chaud et sans grandes transitions
de l'atmosphère, sont condamnés à s'expatrier et à
se rendre soit à Ténériffe, soit à Madère, et mieux
encore au Caire. Ceux que leur position de fortune et
de famille empêche d'entreprendre un voyage aussi
lointain et fort coûteux, se résigneront à demeurer
dans le midi de la France, de l'Italie et de l'Espagne,
et à courir les chances d'un hiver plus ou moins beau.
La saison suit assez exactement dans nos contrées, les
oscillations que l'on éprouve dans le Nord. Les seuls
avantages que nous puissions offrir aux familles qui
émigrent vers nous en hiver, sont les suivants : 1° une atmosphère plus sèche, exempte de brouillards et gagnant
en chaleur dix à douze degrés ; 2° la possibilité pour les

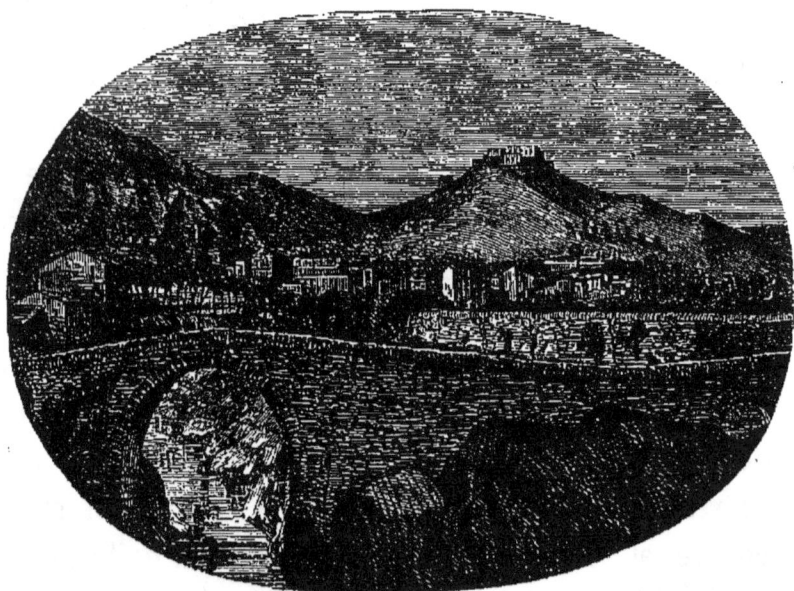

VUE GÉNÉRALE D'AMÉLIE-LES-BAINS. — VUE PRISE DEPUIS LE PONT DE PALALDA

malades de sortir plusieurs heures, cinq fois par semaine environ, tandis qu'à Paris ils seraient obligés de
subir, des mois entiers, la privation de l'air extérieur.

Aucun livre n'a donné sur les stations de la France
méridionale, les renseignements consciencieux que
M. Carrière a publiés sur les villes renommées de l'Italie.
Les monographies actuelles sont empreintes d'une par-
tialité trop évidente pour que la science puisse les
accepter sans un contrôle comparatif. Les mêmes exa-
gérations d'enthousiasme et de répulsion, se retrouvent
dans les récits des voyageurs; et j'estime que la lumière
sera faite seulement le jour où un praticien sage et
indépendant aura étudié, en les habitant plusieurs années consécutives, toutes ces stations en vogue.

Je livre mes impressions personnelles à ce sujet
comme simple renseignement, et je suis prêt à les
modifier, ainsi que cela m'est arrivé plusieurs fois,
d'après des observations plus longues et plus complètes.

J'admets que dans toutes les stations du Midi, depuis
Pau, Amélie, Montpellier, jusqu'à Hyères, Cannes, Nice
et Mentone, la chaleur est à peu près la même, quand
le soleil brille. La grande différence de ces climats, au
point de vue de leur influence sur les tempéraments
des malades, consiste dans la fréquence de certains
vents, dans le voisinage de la mer et dans une certaine
élévation des montagnes.

Les sujets lymphatiques et non nerveux, ceux qui présentent une disposition à la scrofule et qui ont besoin

d'une réaction énergique dans leur économie, se trouveront bien de l'air chaud et vif, chargé de molécules
salines que l'on respire à Nice et à Cannes. Ces qualités
toniques et presque excitantes de l'atmosphère se ren-
contrent à un degré encore supérieur à Montpellier,
et un peu diminué à Hyères, qui s'écarte de quelques
kilomètres du littoral.

Villefranche et Mentone sont beaucoup moins exposées aux vents que les stations précédentes.

(Je tiens à faire remarquer que je parle toujours sous
le rapport des comparaisons, car, partout dans le Midi,
les malades se plaignent de la ventilation et s'imaginent
faussement qu'ils doivent goûter ce printemps perpétuel qui n'existe plus que chez les poëtes.) On y adres-
sera de préférence les sujets affaiblis, ceux qui redoutent les congestions trop promptes vers les centres
importants de la vie et qui subissent souvent, dans une
atmosphère trop bouleversée, des hémoptysies et des
accidents fébriles.

Pau, qui est situé au centre des montagnes et loin
de la mer, qui, par sa position même, est garanti des
effluves maritimes et des violences du mistral, possède
un climat dont les qualités sont spéciales. L'air que l'on
respire à Pau est plus mou, plus débilitant, plus chargé
d'humidité que l'air des stations du littoral. Ces conditions sont importantes, et elles sont appelées à rendre
de vrais services dans la thérapeutique d'une classe
nombreuse de malades. Pau me paraît devoir être un

séjour de prédilection pour les sujets chez lesquels dominent les éléments sanguin et nerveux réunis. Les affections chroniques de la poitrine ne sont pas uniquement réservées aux tempéraments mous et lymphatiques; elles sont liées parfois à des constitutions pléthoriques, à des organisations fort irritables. Il est très-utile alors de pouvoir mettre le malade dans une atmosphère peu tonique, douce, chaude et en quelque sorte balsamique. Pau présente cet avantage.

Amélie-les-Bains, à l'extrémité du Roussillon, sur la frontière d'Espagne, au pied du Canigou, sert de transition climatérique entre Pau et les stations maritimes. La météorologie vient confirmer en ce point les données géographiques. Amélie a moins de pluie, plus de chaleur et de vent que l'on n'en trouve à Pau. Sous le rapport des températures et du calme de l'atmosphère, Amélie se rapproche de Villefranche et de Mentone. Enfin Hyères, Nice, Cannes et Montpellier offrent une prédominance croissante des qualités d'un air qui agit énergiquement sur les bronches, et qui est plus excitant que celui d'Amélie.

En résumé je recommande :

Pau, pour les sujets sanguins, nerveux, disposés aux fluxions actives;

Amélie-les-Bains, pour les sujets lymphatiques et affaiblis qui veulent se tonifier sans excitation;

Mentone et Villefranche, pour les sujets qui ont besoin de respirer un air chaud et salin;

Nice, Cannes, Hyères et Montpellier, pour les sujets qui peuvent subir sans danger une réaction tonique et vive.

Voici le tableau. des moyennes des températures prises, chaque jour, à Amélie-les-Bains, à l'ombre et à dix heures du matin : Janvier + 11°ᶜ; février + 11°ᶜ; mars + 16°ᶜ; avril + 19°ᶜ; mai + 19°ᶜ; juin + 24°ᶜ; juillet + 29°ᶜ; août + 27°ᶜ; septembre + 23°ᶜ; octobre + 17°ᶜ; novembre + 12°ᶜ; décembre + 10°ᶜ[1].

Il importe de distinguer à Amélie-les-Bains deux parties dans la journée de vingt-quatre heures. La première partie (de quatre heures du soir à neuf heures du matin) donne souvent + 6°, 4°, 2°, et rarement — 1°, 2°, 3°. Les malades doivent donc garder soigneusement la chambre matin et soir et ne se croire habitants du Midi qu'après leur déjeuner.

La deuxième partie, celle où le soleil brille et où les malades se promènent (de neuf heures du matin à quatre heures du soir) présente les moyennes notées plus haut.

Remarquons enfin que les heures les plus dangereuses, celles qui exigent le plus de précautions de la part des malades, sont celles où le soleil disparaît, soit qu'une montagne le cache, soit qu'il descende de l'horizon.

[1] Ces chiffres sont empruntés à l'article d'Amélie-les-Bains dans l'ouvrage si consciencieux que le docteur Rotureau a publié, en 1859, sur les eaux minérales de la France et de l'Allemagne. Cet article a fourni des extraits textuels fort nombreux à la partie médicale du présent Indicateur, et le Guide excellent de M. de Tillancourt sur les Pyrénées a grandement alimenté la partie topographique.

L'été est parfois très-chaud, mais moins qu'on ne le supposerait en voyant la configuration du pays. Le moment de la journée le plus difficile à supporter est l'intervalle de huit heures du matin à midi. Alors le soleil brûle véritablement; mais, de midi à trois heures, on est rafraîchi soudain par une brise de mer qui arrive de Collioure et de Port-Vendres, par la vallée du Tech, — à vol d'oiseau, trente kilomètres seulement nous séparent de la plage.

Un avantage sérieux d'Amélie-les-Bains consiste dans son peu d'élévation au-dessus du niveau de la mer (222 mètres). Les personnes qui ont les bronches délicates, les asthmatiques par exemple, trouvent ici une facilité singulière de respiration. Au Vernet, situé sur le penchant nord du Canigou, le baromètre donne six cent cinquante-un mètres. Or cette simple augmentation de quatre cent trente mètres, que ne perçoit pas l'homme en santé, détermine à la longue une gêne considérable chez les malades sujets à la dyspnée.

## DES EAUX

Les eaux de toutes les sources thermo-sulfureuses de la station d'Amélie-les-Bains sont limpides et incolores; elles s'altèrent promptement au contact de l'air, perdent leur caractère hépatique et deviennent ou restent très-alcalines. Leur poids spécifique est de 1,00022. Elles sont donc très-légères; elles partagent d'ailleurs cette grande pureté avec toutes les eaux sulfureuses provenant des terrains primitifs. Leur degré de sulfuration varie de 0,039 à 0,008, leur barégine de 0,015 à 0,004, et leur température de 64°c à 30°c. Leur odeur rappelle assez bien celle des œufs pourris et cette odeur, peu sensible aux sources chaudes, est d'autant plus marquée que l'eau est plus refroidie.

Les eaux sulfureuses d'Amélie sont utilisées, pour la cure thermale, dans trois établissements distincts : un hôpital militaire, qui est la propriété de l'État et qui est soumis à la direction des médecins de l'armée, deux établissements civils, qui appartiennent à des particuliers, et qui sont sous la surveillance immédiate du médecin-inspecteur; le docteur Génieys a reçu cette mission du gouvernement depuis le 15 janvier 1856.

## PREMIER ÉTABLISSEMENT CIVIL

### DU DOCTEUR PUJADE

Commencé en 1840, cet établissement a été augmenté et amélioré tous les ans par les soins persévérants de son fondateur, ex-médecin en chef des armées du pré-

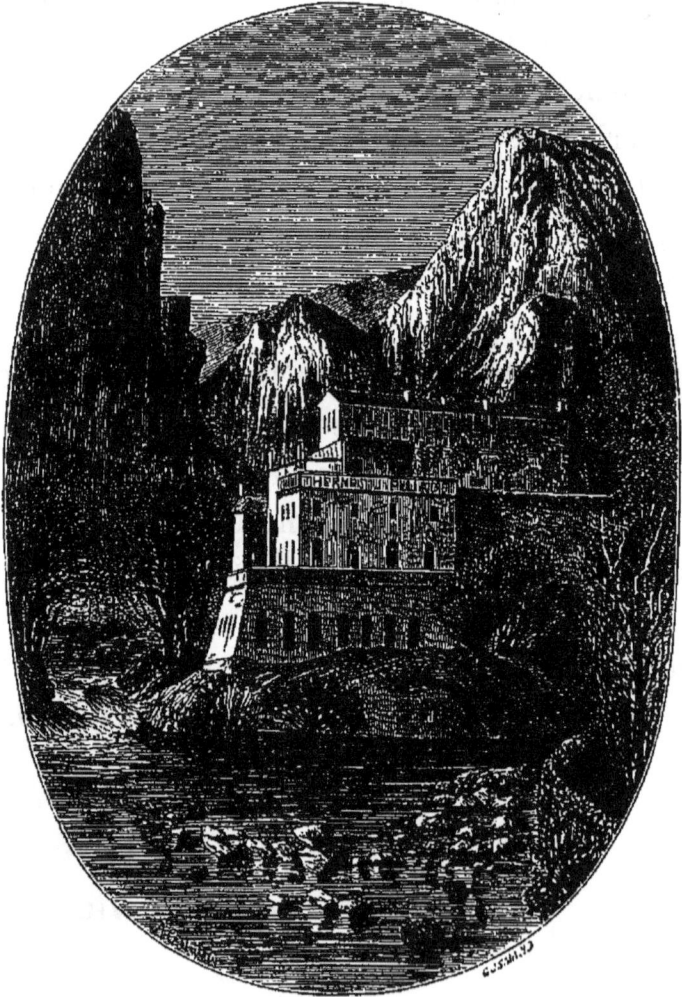

ÉTABLISSEMENT CIVIL DU DOCTEUR PUJADE.

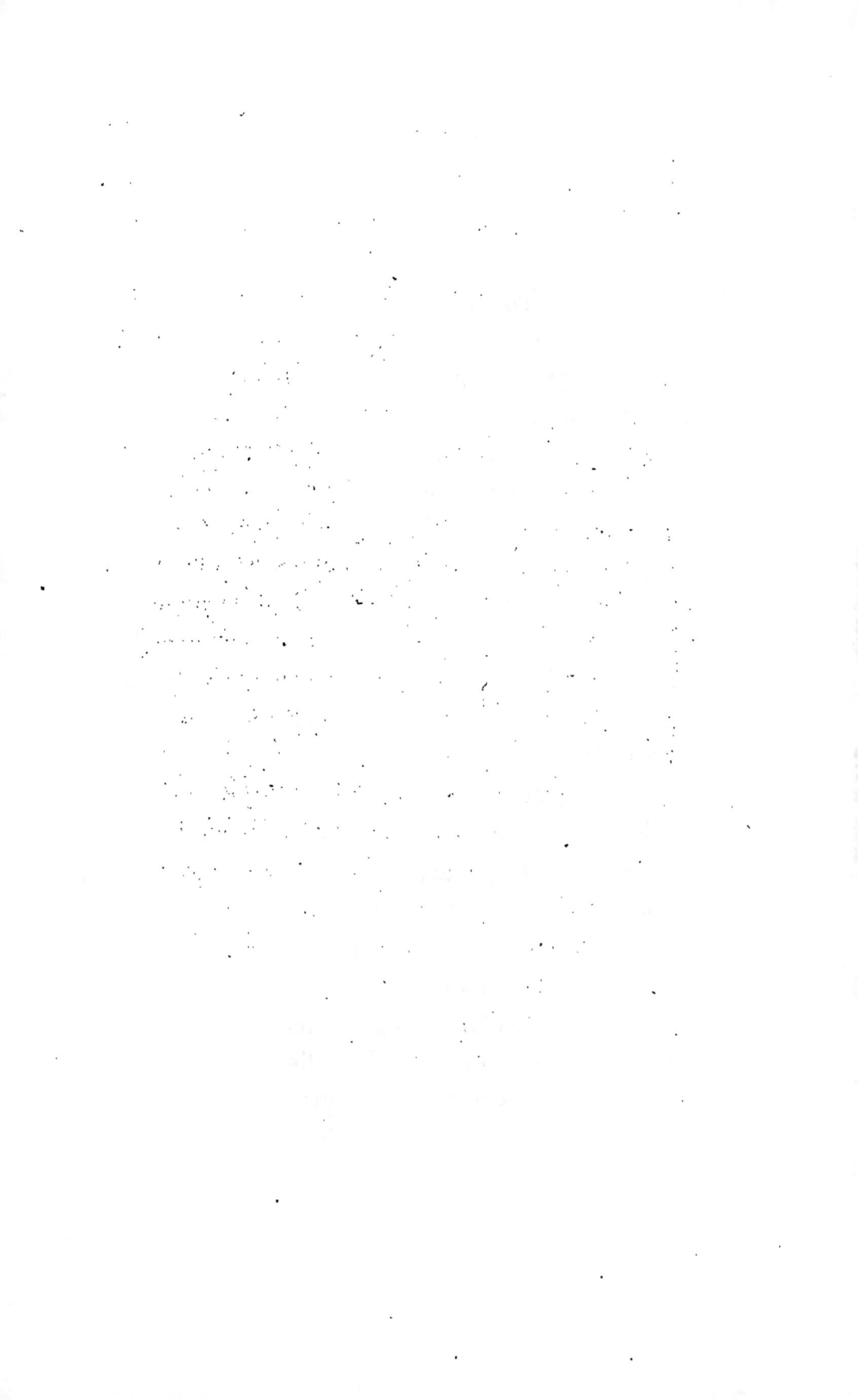

mier empire. Cette construction présentait de grandes difficultés : il s'agissait de créer une piscine, vingt-quatre cabinets de bain, des douches, un vaporarium, une salle d'inhalation et au-dessus de cette partie thermale, une vaste maison d'habitation, le tout sur un rocher abrupt et sur les bords d'un torrent dont les caprices sont parfois dangereux.

La préoccupation dominante du docteur Pujade était que les eaux fussent utilisées à leur griffon et que l'on évitât ainsi la déperdition des principes minéralisateurs, qui s'opère dans les conduites les mieux aménagées. La piscine est la réalisation la plus complète de cet heureux système : aussi les résultats thérapeutiques sont désormais en évidence et ils expliquent la vogue toute spéciale dont ce genre de bains est l'objet parmi nos malades.

La piscine est creusée dans la base même du rocher. Elle a pour dimensions : deux mètres de profondeur, six mètres de longueur, et six mètres de largeur. Un trottoir en briques de huit mètres de longueur sur un mètre de largeur règne alentour et se termine par un vestiaire spacieux. Un escalier de onze marches, garni comme la galerie d'une rampe en fer, descend à la piscine, dont le fond est pavé de dalles. Des cordes sont disposées pour les mouvements gymnastiques. Les nageurs peuvent facilement prendre de l'exercice; les autres baigneurs s'assoient sur des gradins circulaires au-dessous de la galerie.

La piscine est alimentée par huit sources qui émergent de son fond et de ses parois latérales : la plus importante est la source Anglada. L'eau présente ainsi un renouvellement continu. Chaque soir le bassin est nettoyé et vidé complétement. Deux grandes douches, ayant six mètres de pression, sont installées sur les côtés de la voûte et peuvent, pour certains cas, combiner leur action avec celle du bain de natation.

Des heures spéciales sont réservées pour les dames ou pour les familles qui désirent prendre leur bain isolément.

Les vingt-quatre cabinets de bain s'ouvrent sur deux galeries. Ils ont chacun deux mètres de profondeur, deux mètres cinquante centimètres de largeur et quatre mètres de hauteur. Tous sont munis de douches ascendantes, mais sept seulement sont surmontés de systèmes de douches descendantes. Les baignoires sont en marbre, placées au-dessous du sol, et alimentées par un ou deux conduits qui s'ouvrent sur le fond du bassin.

La source Arago jaillit dans le lit même du torrent, elle est remarquable par sa force ascensionnelle. Elle monte, par un seul jet de dix mètres de hauteur, jusqu'au réservoir des eaux fortes. Ce réservoir a huit mètres carrés; il fournit les douches et les bains de la galerie inférieure, au niveau de la piscine.

L'eau de la source Amélie est reçue dans trois réservoirs qui mesurent, réunis, vingt mètres carrés; elle est peu sulfureuse, très-riche en glairine et elle rend

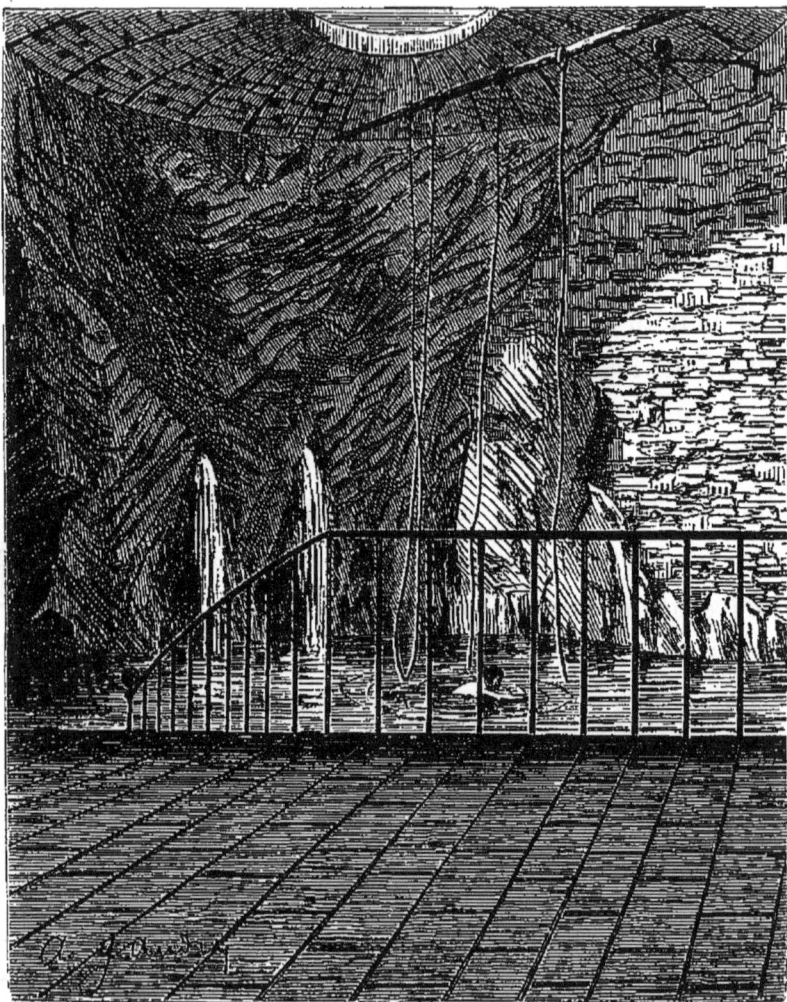

PISCINE DU DOCTEUR PUJADE.

2.

de grands services dans la thérapentique des affections nerveuses, chez les femmes et chez tous les sujets qui demandent à être calmés. Elle alimente les dix baignoires de la galerie des dames, à l'entre-sol, et elle est souvent employée pour les douches internes.

On a installé sur la nappe d'eau, fournie par le griffon de cette source, émergeant directement du rocher, un cabinet dans lequel s'administrent des bains de vapeur et de gaz. Cette pièce, précédée d'un vestiaire, renferme un siége à séparations, espacées de deux centimètres, sur lequel s'assoient les malades.

L'établissement du docteur Pujade est riche en buvettes : les huit sources, Pectorale 51°c, des Nerfs 31°c, Bouis 38°c, Bouillaud 44°c, Larrey 45°c, Chomel 45°c, Desgenettes 48°c et Pascalone 56°c, présentent une gradation dans les degrés de température et de sulfuration; elles sont utilisées progressivement, sur l'ordonnance du médecin, pour la boisson et pour les gargarismes.

Lorsqu'on a reçu leur eau dans un verre, des bulles gazeuses la traversent et viennent bientôt s'attacher, en perles très-fines, sur les parois. Leur odeur et leur saveur sont très-sensiblement hépatiques.

Les huit sources sont captées, à des hauteurs très-différentes, sur le rocher qui sert de base à l'établissement. Les trois premières sont à quatre mètres, l'une de l'autre, dans une allée, bordée d'orangers, que l'on a eu la précaution de daller, afin que les buveurs puissent toujours y circuler à pied sec. Les cinq dernières

sont établies au bord du gouffre Noir et presque dans le
lit du torrent; elles communiquent avec le jardin par
une pente douce et par un escalier, dont les marches
sont en marbre du pays.

Une autre buvette jouit d'une grande faveur parmi
les gens de la contrée; elle se trouve dans une châtai-
gneraie, au premier détour du sentier assez escarpé
qui monte au fort. L'eau de Manjolet coule au fond
d'une niche en pierre, haute de deux mètres et fermée
par une porte en bois. Elle est tiède seulement; son
odeur et sa saveur sont sulfureuses et pourtant son
goût n'est pas désagréable.

La salle d'inhalation, inaugurée en 1860, est un
parallélogramme ayant douze mètres de longueur,
quatre de largeur et trois mètres cinquante centimètres
de hauteur. Elle est éclairée par cinq fenêtres qui lui
fournissent facilement l'aération indispensable pour une
réunion de malades dont la respiration est viciée. Sur
le côté opposé aux fenêtres sont placées quatre bouches,
à couvercle mobile, qui reçoivent la vapeur de deux
réservoirs communiquant aux sources Arago et Amélie.
L'atmosphère de la salle est faiblement imprégnée de
gaz; elle permet aux malades d'y séjourner plus longtemps et de s'assimiler progressivement les principes
médicamenteux; elle ne surprend pas les bronches par
un degré exagéré de température ou de sulfuration,
comme en d'autres thermes où l'inhalation dégénère en
une sudation véritable.

Le même escalier conduit les pensionnaires de l'établissement Pujade depuis la piscine et la galerie Arago au rez-de-chaussée, la galerie des dames à l'entresol, la salle d'aspiration au premier étage, jusqu'aux chambres qui sont distribuées dans le bâtiment supérieur. De cette façon le traitement thermal peut être suivi toute l'année, même aux jours mauvais de l'hiver; il suffit que les portes et les fenêtres soient fermées avec soin, et le moindre refroidissement est impossible. Telle a été l'origine des saisons d'hiver que le docteur Pujade a organisées depuis vingt ans, et bien avant les essais trop vantés du professeur Lallemand au Vernet.

Quatre-vingts personnes peuvent se réunir dans la maison thermale. La salle à manger, les salons de jeu et de conversation donnent sur des jardins, riches en fleurs et en arbustes, tracés d'une manière pittoresque au flanc de la montagne et longeant sur le gave une série imposante de rochers et de cascades.

## DEUXIÈME ÉTABLISSEMENT CIVIL

Il se compose de vingt-deux cabinets : douze servant aux bains et dix aux douches. Il prend son eau sulfu-

reuse à la source du bassin de réfrigération qui est re-
cueillie dans trois réservoirs, représentant quinze
mètres carrés. Le refroidissement de l'eau trop chaude
se fait à l'air libre.

Les cabinets sont établis sur les côtés d'une grande
galerie qui sert de salle d'attente et surtout de promenade aux malades; la disposition du terrain, n'ayant
point permis de leur donner de fenêtres, ils reçoivent
uniquement de cette salle commune le jour et l'aération. Il n'existe dans l'établissement ni piscine, ni salle
spéciale d'inhalation. Pour suppléer à cette dernière
lacune qui intéresse vivement, en hiver, les personnes
atteintes d'affections des voies respiratoires, on laisse
ouvert dans une baignoire le robinet de l'eau chaude :
une colonne de vapeur humide s'échappe par une grille
qui est placée au plafond du cabinet, et sur laquelle
les malades doivent aspirer.

A cet établissement thermal, qui est public, se relie
un bâtiment occupé par des chambres garnies et par
un restaurant. Ce bâtiment a pris, depuis 1860, le titre
de maison de santé. Les docteurs civils de la localité
n'y sont point admis et les pensionnaires y reçoivent les
soins médicaux de M. Hermabessière qui est à la fois
propriétaire de l'hôtel et médecin.

## ÉTABLISSEMENT MILITAIRE

Le bel hôpital militaire d'Amélie-les-Bains de construction toute récente, a été bâti sur les plans donnés
par M. J. François, ingénieur en chef des mines. Il a été
commencé, en 1842, sous l'inspiration du maréchal de
Castellane. Il est ouvert depuis 1855. Situé en dehors du
village, sur le point le mieux approprié à sa destination,
il occupe, avec ses dépendances, une étendue de six
hectares au bord du Mondony.

Les constructions composent trois corps de bâtiment,
formant les trois côtés d'une cour plantée d'arbres et
rafraîchie par un jet d'eau qui s'élève à douze mètres.
Les deux côtés parallèles, de vingt-cinq mètres de longueur, sur dix mètres de largeur et quinze de hauteur,
éclairés par vingt fenêtres à chacun des trois étages,
contiennent, l'un : logements de cent officiers avec
chambres de deux, trois et quatre lits, avec salons de
jeu et de lecture; l'autre : personnel et bureaux de
l'administration, pharmacie, etc.

Le bâtiment du milieu, long de quarante-huit mètres,
sur dix de largeur, est élevé de trois étages éclairés

chacun par trente-six fenêtres. Il contient, au rez-de-
chaussée, cuisine, magasins, réfectoires, prome-
noirs, etc., et, aux étages supérieurs, des dortoirs pour
quatre cents sous-officiers et soldats; ces salles, ayant
une fenêtre à chaque bout, sont établies dans le sens
de la largeur du bâtiment; elles sont bien éclairées,
facilement ventilées; elles ne contiennent que seize lits
et peuvent de suite être rendues indépendantes, dans
un cas d'épidémie.

Les soldats ne sortent du territoire de l'hôpital que
par permission expresse. Ils ont à leur disposition de
vastes jardins, avec de beaux ombrages, avec des sentiers sur une partie de la montagne; ils sont à même
de prendre un exercice très-suffisant, qui doit aider à
la cure thermale.

Les officiers ont une promenade et des jardins ré-
servés. Ils sont tenus de rentrer aux heures des bains et
des repas : d'ailleurs ils sont libres de courir les environs ou d'assister, jusqu'à dix heures, aux soirées qui
se donnent dans le village.

Une chapelle spacieuse et uniquement destinée aux
personnes qui relèvent de l'établissement militaire a
été, ce printemps dernier, terminée et livrée au culte.

L'hôpital thermal d'Amélie est le mieux installé et le
plus confortable de France. Il est le seul où nos soldats
puissent faire une saison d'hiver. Tous les moyens bal-
néothérapiques de cet établissement reçoivent l'eau de
la source du grand Escaldadou et se composent d'une

piscine d'officiers, d'une piscine de sous-officiers, d'une piscine de soldats, de vingt-cinq baignoires et de huit cabinets de douches, d'un vaporarium et d'une salle d'inhalation.

L'eau est amenée du griffon, où elle est soigneusement captée, dans des tuyaux fermés hermétiquement et qui ne permettent pas la déperdition d'un seul degré en température ni en sulfuration. Ces tuyaux parcourent une galerie de quatre cent cinquante mètres, traversent le torrent sur un aqueduc élégant de quatre arches et, remontant vers les réservoirs, à la façon d'un siphon renversé, ils sont tout à coup enveloppés par un courant rapide d'eau du Mondony. A l'aide de cet heureux système des serpentins, M. François n'altère en rien la vertu de la source sulfureuse, il lui enlève seulement quelques degrés de chaleur, pour qu'elle soit en harmonie avec la température du corps humain ; et de plus, il alimente sans frais l'hôpital d'une quantité considérable d'eau chaude et naturelle.

Les réservoirs reçoivent par jour trois cents mètres cubes d'eau sulfureuse ; ils sont divisés par compartiments qui sont mis à réquisition, suivant les besoins du service. Prochainement un gazomètre doit être placé pour interdire l'entrée de l'air dans le vide des réservoirs, et pour s'opposer à la moindre perte du principe sulfureux.

Les conduits qui font communiquer l'eau des réservoirs avec les différentes parties des thermes sont

3

doubles, afin que le traitement ne soit jamais inter-
rompu, lors même qu'une réparation exigerait la fer-
meture de plusieurs salles.

La piscine des officiers est ovale, de marbre d'Italie,
et peut contenir dix-huit baigneurs à la fois; elle a six
mètres de longueur, trois mètres cinquante centimètres
de largeur et un mètre de profondeur. Des cordes gymnastiques, des trapèzes, etc., sont installés pour ceux
auxquels les mouvements sont prescrits pendant la
durée du bain.

La piscine des sous-officiers a cinq mètres de longueur, trois mètres de largeur et un mètre cinquante
centimètres de profondeur. Elle permet à vingt-cinq
hommes d'y prendre leur bain en même temps.

La pièce de la piscine des soldats a treize mètres
cinquante centimètres de longueur, huit mètres de largeur et dix mètres de hauteur à la clef de la voûte, par
laquelle elle est éclairée et ventilée. — Elle est entourée
de quatre vestiaires. La piscine a un mètre cinquante
centimètres de profondeur, huit mètres de longueur et
cinq de largeur; elle est de pierres du pays. Quarante-
six soldats peuvent s'y baigner à l'aise et même s'y livrer
à l'exercice de la natation. On y descend par quatre
gradins; l'eau qui y arrive du côté du midi laisse sur
les dalles une couche assez épaisse de barégine et d'une
poudre blanche qui n'est autre chose que les efflores-
cences du soufre.

Des vingt-cinq baignoires, cinq de marbre des Hautes-

Pyrénées se trouvent dans une même pièce, à droite de la piscine des officiers, se touchent par leur tête et sont établies autour de la salle, dallée d'asphalte, éclairée par sa partie supérieure et voûtée. Les robinets des baignoires sont à clef et l'eau n'est pas à la disposition des baigneurs.

Quatre baignoires alimentées d'eau à la température de la source, d'eau sulfureuse refroidie, d'eau naturelle chaude et d'eau naturelle froide pour l'administration des bains mitigés, se trouvent dans deux cabinets et sont, comme les précédentes, destinées aux officiers. Ces quatre baignoires sont munies de trois appareils de douches descendantes, un petit vaporarium y est annexé, ainsi qu'un bain de vapeur locale.

Les seize baignoires des sous-officiers et soldats sont installées comme celles des officiers; seulement leur nombre est insuffisant, et des constructions nouvelles permettront, l'an prochain de compléter cette organisation thermale, et probablement aussi de consacrer des logements aux officiers supérieurs qui jusqu'à présent, ne sont point hospitalisés.

Les huit cabinets de douches sont ainsi répartis : six, servant à l'administration des grandes douches, ont trois mètres cinquante centimètres de largeur, pareille mesure en longueur, et deux mètres de hauteur.

Les malades sont douchés assis sur un siége placé au centre d'un prétoire de quarante centimètres en contre-bas de l'aire de marbre non poli des cabinets.

Dans le septième cabinet, la douche est administrée, dans la baignoire. Le huitième contient les appareils à auges de la douche écossaise, les douches ascendantes, locales pour la bouche, les trajets fistuleux, etc.

Un système nouveau et complet, qui résume les progrès de la science depuis dix ans, vient également d'être inauguré pour le traitement des affections si communes du pharynx.

La pression des douches de l'hôpital varie au gré du médecin; elle est calculée très-exactement pour les conduits de l'eau, soit chaude, soit refroidie, et le mélange s'opère assez intimement dans la boule, pour que la température du jet soit graduée avec une sensibilité remarquable. Des ajutages nombreux permettent de régler le volume et la force de la douche depuis la colonne à percussion, jusqu'à la pluie des grands arrosoirs.

Le massage n'est point pratiqué.

Le vaporarium a été copiée sur celui d'Aix en Savoie, c'est-à-dire qu'il se compose de deux gradins de marbre et d'un puits circulaire, d'un mètre de diamètre, dont les parois sont en saillie d'un mètre au-dessus de l'aire de la salle. La margelle de ce puits, au fond duquel arrive l'eau de la source, est recouverte de ciment; on a ménagé des ouvertures s'adaptant parfaitement à celles d'une plaque mobile de marbre que l'on tourne suivant qu'il faut ouvrir ou fermer le bassin, dont on laisse à volonté s'élever les vapeurs et les gaz.

En face le vaporarium se trouve la salle où fonctionne un appareil de vapeur condensée. Les robinets varient l'intensité du jet qui peut être dirigé dans le nez, dans la bouche, dans l'oreille.

Quant aux buvettes, les malades boivent le plus souvent l'eau du grand Escaldadou.

Les secours hydrothermaux, qu'on peut administrer à l'hôpital militaire, sont à portée seulement des médecins attachés à l'armée.

Depuis 1860, l'hôpital est déclaré permanent. Les saisons sont de deux mois, et les catégories de malades se renouvellent par conséquent six fois par an.

Le service médical est confié à un médecin principal, auquel sont adjoints deux médecins majors, trois médecins aide-majors et des médecins sous-aides ou requis. Ce personnel, renouvelé presque chaque année, a été successivement dirigé depuis 1856, par MM. Duplan, Secourgeon, Beylot, Cazalas, Wahu et Artigues.

Le pharmacien en chef, a deux aides sous ses ordres. L'officier comptable, directeur de l'hôpital, dispose de plusieurs officiers d'administration, et de trente infirmiers. Un officier supérieur, désigné par le ministère de la guerre, a le contrôle général de cette colonie militaire. C'est le commandant de place qui remplit les fonctions de la sous-intendance administrative.

## DES MALADIES QUI SONT AMÉLIORÉES PAR LE TRAITEMENT THERMAL

La médication thermale est loin d'être une panacée universelle, mais conduite avec prudence et par un praticien expérimenté, elle guérit des maladies qui semblent très-variées et qui se rapportent cependant à des causes bien simples : rhumatisme, scrofule, faiblesse, dartres, fâcheux état de la peau et des muqueuses.

Les indications principales, remplies par les divers modes du traitement thermal, sont de combattre le lymphatisme, la chlorose, la leucorrhée; de métamorphoser les constitutions molles et débiles; de résoudre les engorgements ganglionnaires, les tumeurs blanches; d'attaquer le vice rhumatismal dans la plupart de ses manifestations; de démasquer les affections mercurielle et syphilitique anciennes; de guérir les rétractions tendineuses, les plaies d'armes à feu, les suites de fracture, les ulcères chroniques et les fistules ; de ramener les exanthèmes disparus; de rendre plus normales les fonctions de la peau, et, par suite, de modifier les muqueuses internes, qui sont solidaires de la surface cutanée.

C'est ainsi que s'expliquent les cures remarquables que nous obtenons par l'eau sulfureuse, dans la phthisie commençante, dans les affections chroniques du pharynx, du larynx et des bronches, lorsque ces affections sont dues, soit à une dartre répercutée, soit à la suppression d'une transpiration habituelle.

## DES MALADIES QUI SONT AGGRAVÉES PAR LE TRAITEMENT THERMAL

Il existe des contre-indications formelles à l'emploi de la médication sulfureuse : les tempéraments sanguins et irritables, la prédominance de l'élément nerveux, la disposition aux congestions actives et surtout à l'hémoptysie, la fièvre et la forme aiguë des symptômes, la présence des suppurations internes et la fonte tuberculeuse, les tumeurs anévrismales, etc., sont autant de conditions qui interdisent l'usage des eaux d'Amélie-les-Bains, ou qui nécessitent de la part du médecin une attention plus scrupuleuse.

**Tarif de l'Établissement thermal :**

Séance à la salle d'inhalation . . . . . . . . . . . . » fr. 50 c.

Bain ordinaire. . . . . . . . . . . . . . . . . . . » fr. 80 c.

Bain de piscine. . . . . . . . . . . . . . . . . . 1 fr. 25 c.

Douche. . . . . . . . . . . . . . . . . . . . . . » fr. 80 c.

Le linge et le service ne sont pas compris dans ces prix.

— LES BUVETTES SONT GRATUITES —

## SERVICE THERMAL DES INDIGENTS

Le conseil général de Perpignan vote, chaque année, des fonds pour faire hospitaliser, dans une maison spéciale, un certain nombre d'indigents appartenant au département. Ces malades, porteurs d'un certificat du médecin et du maire de leur commune, sont contrôlés à la préfecture, et, arrivant à Amélie-les-Bains, ils trouvent gratuits le logement, la nourriture et le traitement

sulfureux : des heures et des baignoires particulières
leur sont assignées dans les deux établissements, pour
suivre une cure, dont la direction est confiée au médecin inspecteur.

## EMPLOI MÉDICAL DES EAUX

Boisson. — En boisson, les eaux d'Amélie-les-Bains
doivent être prescrites avec une grande prudence, et
n'être permises qu'à très-faibles doses d'abord, une
cuillerée ou un quart de verre, et rarement en une
quantité qui dépasse la valeur de trois verres.

Elles se donnent seules, coupées de lait ou édulcorées
avec les sirops de gomme ou de violette.

Le médecin qui conduit la cure, les prescrit le plus
souvent, le matin, à jeun, et, le soir, une deuxième
dose, en ayant soin qu'une heure et demie soit laissée
pour leur digestion avant le repas suivant.

Les eaux d'Amélie augmentent l'appétit, facilitent les
digestions qui deviennent surtout plus promptes. Dans
les premiers jours de leur emploi, les malades ont une
tendance à la constipation, mais au bout d'une dizaine
de jours, il se manifeste assez souvent de la diarrhée,

3.

précédée de coliques, de borborygmes accompagnés
de douleurs assez vives. Lorsque ces derniers phéno-
mènes se produisent, les malades ne doivent pas s'effrayer, mais suspendre la boisson sulfureuse, restreindre
la quantité de leur nourriture, se mettre à l'eau de riz
ou bien à l'eau albuminée. — Cette crise est très-pas-
sagère.

L'usage en boisson des eaux d'Amélie a des vertus
sensibles sur ceux qui sont travaillés par une maladie
chronique d'un des points des organes respiratoires.
Ce n'est point dans les premiers jours de l'administration
des eaux que se dessinent ces modifications; mais du
dixième au quinzième jour, les malades ressentent parfois des douleurs plus vives en divers endroits de la
cage thoracique et un sentiment d'ardeur ou de chaleur
incommode. Les crachats sont plus abondants et plus
faciles, mais ils se mêlent de stries sanguinolentes,
lorsque la dose de l'eau a été élevée trop subitement.
Les sueurs s'amendent et la dyspnée est de beaucoup
amoindrie[1].

Il est indispensable que les malades ne commettent
pas d'imprudence au sujet de la boisson minérale, et
ne se laissent point entraîner par une dangereuse ému-
lation avec d'autres personnes d'un tempérament à

---

[1] Cet alinéa entier est extrait de l'ouvrage cité du docteur Rotureau.
Je répète que je n'ai pu rappeler le nom de cet auteur pour tous les
passages que j'ai dû lui emprunter et qui se retrouvent à chaque page
de la partie médicale de l'*Indicateur*.

toute épreuve : le médecin doit être le seul juge de la limite qu'il faut assigner à l'action sulfureuse. En dehors de cette voie normale, tout traitement est inefficace ; il peut même avoir les plus funestes conséquences.

BAINS. — Les bains généraux administrés avec l'eau sulfureuse sont excitants ; ils doivent être pris progressivement de vingt, trente, quarante minutes, et ne pas dépasser une heure. Ceux de piscine sont plus séduisants par l'attrait de la natation et quelquefois de la société. On conseille aux malades de ne pas s'y attarder et surtout de ne pas faire élever, par bravade et outre mesure, le degré de la température des bassins. Les sujets nerveux feront sagement d'éviter l'immersion dans les eaux fortes, et de s'en tenir soit aux bains mitigés avec l'eau naturelle ou avec l'eau de son, soit aux bains de l'eau très-glairineuse de la source Amélie, chez le docteur Pujade.

Après de nombreuses et persévérantes recherches, M. Lacroix, commandant du génie, a été assez heureux pour découvrir un appareil ingénieux, au moyen duquel les malades restent à peu près indéfiniment sous l'eau et baignent ainsi des parties qui, auparavant, pouvaient seulement être lavées.

Deux roseaux juxtaposés, creux, s'adaptent à la bouche des baigneurs par leur extrémité, où l'un des roseaux est muni d'une soupape en caoutchouc, l'autre

extrémité étant maintenue hors de l'eau par un liége :
ce qui permet aux malades de respirer sans difficulté
avec la tête sous l'eau. Au moyen de cet appareil, le
traitement thermo-sulfureux est appliqué d'une manière
directe et suivie, dans beaucoup d'affections herpétiques
siégeant soit sur la face, soit sur la partie antérieure ou
supérieure du cuir chevelu.

Les eaux d'Amélie, comme toutes les eaux sulfureuses
à haute température, ont peu d'odeur ; elles gardent a
l'état latent leurs principes actifs et induisent en erreur
ceux qui les essayent sans attention ; elles paraissent
inoffensives, mais elles stimulent à la fois l'innervation
et la circulation, déterminent une sorte d'ébriété avec
agitation, céphalalgie frontale et insomnie. Le pouls
s'accélère de huit à dix pulsations par minute ; il sur-
vient des bourdonnements d'oreilles, de la cardialgie,
qui forcent assez souvent le malade à interrompre sa
cure pendant deux ou trois jours.

Beaucoup de douleurs anciennes sont réveillées par
l'usage des bains et surtout des douches. Les plaies se
ravivent, les suppurations sont rappelées et toute l'économie semble en émoi : cette crise est nécessaire ; au
lieu de décourager les malades, elle doit être pour eux
d'un bon augure. Seulement, il faut qu'elle soit maintenue en de justes limites, et c'est alors que peut utile-
ment intervenir le médecin accoutumé à ce genre de
thérapeutique, et habile à discerner dans les symptômes
la part de la maladie et la part de la réaction thermale.

INHALATION. — Avantageuse dans les laryngites et bronchites chroniques, l'aphonie, les bronchorrhées, l'asthme humide et certaines névroses pulmonaires.

La plupart des malades qui arrivent ici porteurs d'une affection des voies respiratoires, veulent sur-le-champ faire usage des aspirations sulfureuses. Ils ont, pour ce genre de cure, un zèle immodéré; ils dépassent presque toujours l'ordonnance du médecin, en prenant des séances trop longues, ou bien en restant immobiles sur les bouches de vapeur.

Il résulte de cette pratique vicieuse, que la congestion se porte fréquemment aux organes contenus dans la poitrine, que des hémoptysies se déclarent et que des accidents formidables peuvent se manifester.

Les aspirations sulfureuses sont très-nuisibles en certains cas et elles réclament, dans leur usage, une progression lente, des séances qui ne dépassent pas une heure, et qui seront au début de quelques minutes seulement, des temps d'arrêt à l'apparition de la moindre pléthore, et une extrême réserve chez les sujets qui ont eu des crachements de sang.


VAPEUR. — Les bains de vapeur sont très-employés chez les rhumatisants, chez tous ceux qui ont vu naître leur affection à la suite d'une fâcheuse exposition à l'humidité. Ils diminuent les forces; ils doivent être espacés et nullement pris à jours consécutifs.

SUDATION. — Le repos au lit pendant deux, trois quatre, cinq quarts d'heure est obligatoire, en sortant soit du bain, soit de la douche. Ce complément de l'action minérale ne doit pas être négligé ; il amène souvent un sommeil réparateur, pendant lequel les fonctions retrouvent une harmonie perdue ; la peau devient halitueuse, la sueur s'établit parfois abondante, et ce résultat, dans une foule de maladies, est le prélude d'une guérison vainement cherchée depuis longtemps.

## DES SOURCES MINÉRALES ENVIRONNANTES

Dans un rayon de quelques kilomètres, autour d'Amélie-les-Bains, la nature a groupé plusieurs sources qui méritent de fixer l'attention des médecins. Je dois signaler spécialement les établissements du Boulou, de la Preste et de Molitg, qui nous permettent souvent de remplir chez nos malades des indications thérapeutiques de la plus haute importance, soit en associant notre traitement avec celui d'une des sources précédentes, soit en dirigeant de suite vers un de ces thermes les étrangers qui nous paraissent, après un examen consciencieux, devoir se guérir plus vite ou plus radicalement avec des eaux d'une composition différente de celle des sources d'Amélie-les-Bains.

**1° Saint-Martin de Fenouillar,** à seize kilomètres d'Amélie-les-Bains, est situé à dix minutes du Boulou et à l'extrémité du pont de fer que la commune a fait établir sur le Tech. Des vestiges de substructions apparentes dans le bois voisin des bains, indiquent qu'un bourg romain ou gaulois a existé dans ce lieu. — Les travaux de captage, nouvellement exécutés, ont donné une source abondante, très-riche en acide carbonique. L'eau a 17°c; elle est utilisée en bains (que l'on est malheureusement obligé de chauffer) et surtout en boisson. — Elle relève promptement le ton de l'estomac, elle donne de l'appétit : aussi les buveurs se laissent vite entraîner à exagérer les doses; ils ne devraient pas dépasser le nombre de cinq ou six verres par jour, et parfois ils atteignent le chiffre ridicule de quinze ou de vingt.

Les eaux du Boulou sont recommandées pour combattre le relâchement des tissus, certaines affections du foie, des reins et de la vessie, la dyspepsie, l'aménorrhée, la leucorrhée asthénique, les engorgements à la suite de fièvres intermittentes ou de maladies chroniques.

Les eaux du Boulou sont fréquemment employées comme adjuvant de la cure sulfureuse. Elles sont remarquables par l'association des principes ferrugineux, alcalins et gazeux; elles représentent assez bien la composition et la vertu thérapeutique de l'eau de Spa et de celle de la grande grille à Vichy.

Les malades boivent l'eau du Boulou, soit à jeun, soit

pendant les repas en la mélangeant avec le vin dont elle précipite l'acide tannique.

L'efficacité la plus singulière de cette eau, celle qui mérite le plus de fixer l'attention de la science, est dans certaines formes du diabète sucré. J'ai été témoin de succès frappants et durables, dans cette cruelle maladie, par une cure prolongée qui réunissait les bains de piscine sulfureux, avec l'usage intérieur de l'eau du Boulou.

**2° La Preste,** à vingt-neuf kilomètres d'Amélie-les-Bains. — La route, carrossable jusqu'à Arles, est activement continuée par l'administration des ponts et chaussées. Cette amélioration était vivement réclamée par les malades qui redoutent de passer cinq heures à mulet.

L'établissement se compose d'une maison d'habitation, avec vingt chambres, salle à manger et salon, et, pour la partie thermale, de douze cabinets de bain, de six douches et d'une buvette alimentée par la source d'Apollon ($44^{oc}$). Des documents authentiques et des ruines sur le bord du torrent, indiquent que ces thermes étaient très-importants au moyen âge et qu'ils renfermaient une léproserie fameuse.

La spécialité anciennement reconnue et confirmée par l'expérience d'un nombre toujours croissant de baigneurs est, pour les eaux de la Preste, de guérir les affections des voies urinaires. Le catarrhe de vessie, l'irritation chronique des reins, les engorgements de la prostate, les calculs et la gravelle, les pollutions, les pertes séminales, les hémorrhoïdes sont amendées d'une façon remarquable à la Preste.

5° **Molitg**, à soixante-dix kilom. d'Amélie-les-Bains, par une belle route. — Dix sources sont aménagées dans deux établissements, appartenant au même propriétaire. Le plus ancien, dit bain Lupia, construit en 1786, par le marquis de ce nom, contient dix cabinets de bain. — L'autre élevé nouvellement par M. Massia, dont il a pris le nom, renferme douze cabinets de bain et de douche, une buvette et une trentaine de chambres où les malades peuvent loger. Il est situé au bord de la rivière, au pied d'un rocher, à l'endroit où surgissent les nouvelles sources. — Un pont jeté au niveau du deuxième étage, communique de plain-pied avec la place qui fait face aux bains Lupia.

L'établissement de Molitg est peut-être le plus délabré de tous ceux du département, et cependant c'est lui qui donne le chiffre le plus élevé de bains. Il est vrai qu'il a pour clientèle la grande catégorie des dartreux. Cette eau douce, très-onctueuse, d'une température naturelle à 35°c, amène des changements rapides et même des guérisons complètes dans les exanthèmes à forme humide et à caractère aigu, dans les ulcères, dans ces vastes altérations du derme, qui sont le signe d'une viciation profonde de l'économie et que les eaux d'Amélie ne feraient qu'envenimer.

Voici, d'après le rapport officiel adressé, en 1854, au ministre de la guerre, par M. BAILLY, capitaine du génie, la température et le cubage, en vingt-quatre heures, des sources d'Amélie-les-Bains :

|  |  | mèt. cub. |
|---|---|---|
| 61°c | Grand-Escaldadou (acheté par l'État). . . . . . . | 580.00 |
| 62°c | Petit-Escaldadou. . . . . . . . . . . . . . . . | 172.80 |
| 60°c | Bassin de réfrigération. . . . . . . . . . . . . | 321.21 |
| 58°c | Jardin Parès. . . . . . . . . . . . . . . . . . | 92.73 |
| 43°c | Acqueduc de l'État. . . . . . . . . . . . . . . | 21.38 |
| 63°c | Le Parterre. . . . . . . . . . . . . . . . . . | 74.57 |
| 54°c | Jardin Puig. . . . . . . . . . . . . . . . . . | 52.00 |
| 46°c | Manjolet (buvette. . . . . . . . . . . . . . . | 4.68 |
|  | TOTAL. . . . . . . . . | 1301.00 |

| 43°c | Amélie. |
|---|---|
| 60°c | Arago. |
| 54°c | Anglada. |
| 57°c | Piscine. |
| 47°c | La Rigole. |
| 31°c | Pectorale (buvette). |
| 31°c | Les Nerfs, *id.* |
| 38°c | Bouis, *id.* |
| 50°c | Pascalone, *id.* |
| 45°c | Chomel, *id.* |
| 45°c | Bouillaud, *id.* |
| 44°c | Desgenettes, *id.* |
| 48°c | Larrey, *id.* |

Les sources de l'établissement Pujade ne sont pas comprises dans le chiffre précédent de treize cents mètres cubes. Elles donnent un nouveau rendement qui s'élève à plus de sept cents mètres cubes.

Le jaugeage général des sources d'Amélie, fait par Anglada, en 1833, avec le soin que ce savant observateur mettait dans toutes ses expériences, accuse quatre mille mètres cubes pour la somme des eaux sulfureuses qui pourraient être utilisées à Amélie, et dont plusieurs courants, encore non captés, ne servent actuellement qu'aux besoins domestiques et à l'arrosement des jardins.

| SUBSTANCES contenues DANS MILLE GRAMMES D'EAU. | 61ᵒᶜ GRAND-ESCALDADOU analysé par ANGLADA. | 45ᵒᶜ AMÉLIE par BOUIS. | 46ᵒᶜ MANJOLET par ANGLADA. | 44ᵒᶜ LA PRESTE par ANGLADA. | 17ᵒᶜ SAINT-MARTIN OU LE BOULOU par BÉRARD. | 35ᵒᶜ MOLITG par ANGLADA. |
|---|---|---|---|---|---|---|
| Acide carbonique.. . . . . . . | — | — | — | — | 0,9940 | — |
| Sulfure de sodium. . . . . . . | 0,0396 | 0,0255 | 0,0317 | — | — | — |
| Sulfhydrate de soude. . . . . | — | — | — | 0,0127 | — | 0,0436 |
| Sulfate de soude. . . . . . . . | 0,0421 | 0,0250 | 0,0504 | 0,0206 | — | 0,0111 |
| Sulfate de chaux.. . . . . . . | 0,0007 | 0,0060 | 0,0010 | 0,0007 | — | 0,0013 |
| Carbonate de soude. . . . . . | 0,0750 | 0,0382 | 0,0623 | 0,0397 | 2,3200 | 0,0715 |
| Carbonate de potasse.. . . . . | 0,0026 | — | — | — | — | 0,0119 |
| Carbonate de chaux.. . . . . . | 0,0008 | 0,0054 | 0,0012 | 0,0009 | 0.8920 | 0,0023 |
| Carbonate de magnésie. . . . . | 0,0002 | — | 0,0004 | 0,0002 | 0,332 | 0,0002 |
| Carbonate de fer.. . . . . . . | — | — | — | — | 0,0420 | — |
| Chlorure de sodium. . . . . . | 0,0418 | 0,0421 | 0,0164 | 0,0014 | 0,3820 | 0,0168 |
| Soude.. . . . . . . . . . . | — | 0,0246 | — | — | — | — |
| Potasse. . . . . . . . . . . . | — | 0,0061 | — | — | — | — |
| Silice. . . . . . . . . . . . | 0,0902 | 0,0890 | 0,0378 | 0,0421 | 0,0180 | 0,0411 |
| Alumine.. . . . . . . . . . . | — | — | — | — | 0,0220 | — |
| Glairine. . . . . . . . . . . | 0,0109 | 0,0140 | 0,0158 | 0,0103 | — | 0,0073 |
| Perte. . . . . . . . . . . . | — | — | — | 0,0051 | — | 0,0030 |
| TOTAL. . . . . . . . | 0,3039 | 0,2758 | 0,2170 | 0,1337 | 4,4580 | 0.1866 |

## DE LA SAISON DES EAUX

La médication sulfureuse d'Amélie-les-Bains est suivie par les malades indifféremment pendant tous les mois de l'année. Il n'existe point de saison spéciale pour faire usage des eaux. Cependant les baigneurs de l'hiver et ceux de l'été forment deux catégories très-distinctes. En été, le public étranger se compose spécialement de personnes fournies par la Catalogne espagnole et par les provinces du Midi, dans le rayon qui s'étend de Marseille à Toulouse et qui ne dépasse guère Lyon et Bordeaux.

La société d'Amélie, pendant l'hiver, comprend au contraire une proportion très-minime des habitants du Midi; elle se recrute de préférence parmi les étrangers du Nord et parmi les familles qui résident, soit à Paris, soit dans la région qui commence à Lyon, Clermont, Nantes, et embrasse la moitié supérieure de la France.

Les affections de la poitrine forment presque exclusivement le contingent des maladies traitées pendant l'hiver. Cette saison thermale débute ordinairement en octobre et se termine en mai. Elle suit d'ailleurs les alternatives du climat plus ou moins rigoureux du Nord. Dès que le froid et l'humidité se font sentir en automne, les malades émigrent comme les hirondelles. Ils vien-

nent se réchauffer dans ce nid de verdure caché au
centre des collines du Roussillon; puis au printemps,
quand le soleil nous accorde trop de faveurs, ils se dis-
persent et ils sont heureux de rejoindre leurs foyers.

Le sacrifice est souvent rude de s'expatrier, de longs
mois, de sa famille et de ses amis, mais la santé est un
bien capital qui ne saurait s'acheter par trop de précautions, car sa perte est parfois irréparable et elle
cause bien des larmes. Aussi engageons-nous vivement
les malades d'abord à quitter le Nord avant que les
premiers brouillards ne leur aient fait contracter un
rhume qui peut entraver leur cure pendant l'hiver, et
en second lieu à ne point s'exposer à des transitions
très-dangereuses de température en abandonnant trop
vite un pays où ils ont joui d'une douce chaleur, pour
retrouver peut-être la neige et la pluie sous un climat
où le printemps n'est pas assez avancé.

Une pareille imprudence de quelques jours en plus
ou en moins suffit pour compromettre un traitement et
pour faire échouer le malade qui touchait victorieuse-
ment au port.

## DURÉE DU TRAITEMENT

Rien n'est plus difficile que d'assigner en conscience
a durée d'un traitement qui doit dépendre de tant de

circonstances, de la nature et de l'ancienneté de la
maladie, du tempérament et de la constitution du malade, etc. Cependant tous les étrangers en arrivant
adressent au médecin cette question : combien de jours
sont-ils nécessaires pour la cure thermale à Amélie-les-
Bains? La plupart ne consentent à rester que vingt et un
ou vingt-cinq jours. Les Espagnols nous accordent neuf
jours : c'est un chiffre cabalistique qui leur inspire
confiance.

Qu'ils sont rares les malades qui, au lieu de hâter leur
traitement pour rejoindre leur comptoir, leur métairie
ou leur usine, exposent simplement leurs souffrances
au médecin en lui disant : examinez-moi, soignez-moi
avec toute votre prudence et renvoyez-moi quand vous
le jugerez utile !

Pour les militaires de l'hôpital la durée de la saison
est de deux mois. Ce terme fixé comme moyenne sur les
rapports généraux du conseil peut être modifié, et très-
souvent un malade est gardé quatre ou six mois pour
ménager des repos indispensables pendant la cure de
certaines affections.

Les baigneurs civils, surtout en été, font un séjour
qui varie entre trois et quatre semaines. Afin d'utiliser
ce temps si court, ils croient préférable de précipiter
leur traitement en s'administrant, sans conseil médical,
force bains, douches et verres d'eau. Ils sont parfois
victimes de leur inexpérience et ensuite ils la confessent,
mais c'est un peu tard.

Pendant la saison d'hiver, les malades sont en général moins pressés; ils sont plus dociles et mieux inspirés de leur propre intérêt. Il est digne de remarque que le traitement sulfureux produit des succès plus nombreux et plus durables lorsqu'une affection est ainsi attaquée par des moyens lents et gradués. La cure réussit également mieux l'hiver que l'été dans les maladies qui ont leur paroxysme ordinaire par le froid et par l'humidité, tel est le rhumatisme entre autres. Mais, à cette époque de l'année, nos baigneurs doivent s'astreindre à des précautions minutieuses dans un pays où le soleil brille à midi avec grande énergie et où la température des matinées et des soirées est souvent très-basse.

## PRÉCAUTIONS AVANT LA CURE

La médication sulfureuse chez plusieurs malades a besoin d'une préparation. Toutes les fois qu'il existe des symptômes d'embarras gastrique, il faut les faire disparaître par quelque laxatif : l'huile de ricin, la limonade de Rogé, etc.

Les personnes qui sont atteintes d'une affection chronique, telles que dartres, scrofule ou syphilis, se trouveront bien, avant de prendre les eaux, d'avoir suivi un traitement dépuratif par l'iodure de potassium, le rob, les sirops végétaux.

Les sujets nerveux, à fibre sèche et irritable, se disposeront à la cure sulfureuse par des bains d'eau douce amidonnée, par l'usage du petit lait et des boissons émollientes.

## PRÉCAUTIONS PENDANT LA CURE

1° L'action des eaux étant énergique, les malades doivent se conformer strictement aux prescriptions qu'un médecin prudent leur laisse ordinairement par écrit.

2° Se défier du surcroît d'appétit que donne l'air nouveau et très-oxygéné des montagnes.

3° Les baigneurs étant déjà impressionnés du régime thermal, éviteront les grandes fatigues : ils ne prendront leur bain que trois ou quatre heures après avoir mangé, et mieux étant à jeun.

4° Adopter les vêtements chauds et légers, et de préférence ceux de laine. Les personnes du Nord ont en général une opinion très-fausse du climat méridional; elles estiment que la chaleur est constante dans le Midi et, se basant sur une température extrême qui se rapporte aux heures où le soleil est brûlant, elles oublient

aussi combien les transitions sont fréquentes et fécon-
des en refroidissements.

Les Catalans, les Espagnols, les Italiens et les Arabes
connaissent par tradition le danger de supprimer brus-
quement la moiteur de la peau, aussi sont-ils toujours
habillés chaudement. Il est fâcheux que les étrangers et
surtout les malades se fassent un jeu de braver ces pré-
ceptes de l'hygiène indigène.

5° Les dames interrompront la cure thermale à certaine époque.

6° User de tout modérément, mais éviter spécialement
l'excès des choses dont l'action est diamétralement op-
posée à celle des eaux, qui est de pousser du centre à
la périphérie : tel est l'usage immodéré des boissons
glacées, des acides, des crudités, des viandes salées, du
tabac, des liqueurs alcoolisées.

7° On évitera de se laisser aller au sommeil tant
qu'on sera dans le bain; mais, après s'être recouché,
on doit considérer le sommeil comme un sédatif excellent des troubles nerveux.

8° Bien qu'il soit quelquefois utile de recourir à des
médicaments, nous ne les conseillons que lorsqu'il y a
urgence. — Le corps humain s'accommode mal de la
multiplicité des remèdes et il trouve dans la cure thermale une révolution suffisante qui mérite d'être res-
pectée. En ceci comme en toute chose il faut se garder
des donneurs d'avis qui, sans être médecins, et sans
avoir égard à l'âge, au tempérament et aux complica-

4

tions morbides, prolongent la maladie par des conseils
intempestifs.

## PRÉCAUTIONS APRÈS LA CURE

1° Le traitement une fois terminé le baigneur se rap-
pellera que les pores de la peau restent plus ouverts et
que l'exhalation est plus active, ceci doit engager le
malade à rentrer paisiblement dans son pays et éviter
toutes causes de refroidissement.

2° J'insisterai auprès du malade pour que, de retour
chez lui, il garde un repos de huit ou quinze jours avant
de reprendre ses occupations habituelles, surtout si elles
exigent une certaine tension d'esprit ou des fatigues
énervantes.

3° Il favorisera la transpiration par des boissons su-
dorifiques et gardera le lit, par exemple, aux heures où
après le bain et la douche il s'était accoutumé à provo-
quer des sueurs critiques dont l'influence est très-heu-
reuse pour la guérison.

Pendant cinq ou six semaines il renoncera aux bains
d'eau simple.

## DU MODE D'ACTION DES EAUX ET DE LEUR EFFET CONSÉCUTIF

Les eaux ont pour effet d'agir primitivement sur la diathèse ou vice général entachant l'économie. Elles exercent :

1° Une action spécifique par l'absorption des principes minéralisateurs;

2° Une action dépurative générale en augmentant le jeu des vaisseaux absorbants et de toutes les sécrétions;

3° Une action locale sur la peau, ainsi que sur les tissus sous-jacents et spécialement une action révulsive sur les parties éloignées du mal et ayant de la connexité avec la surface cutanée.

Il est bien à noter que pendant la cure les souffrances souvent se réveillent plus vives et qu'elles peuvent laisser une longue fatigue et un certain épuisement. Les malades ne doivent nullement s'effrayer de cette exaspération des symptômes. Ils attendront parfois un, deux, trois mois avant que le calme et l'harmonie soient revenus dans les fonctions de l'organisme et ils seront récompensés par une amélioration graduelle et durable de leur santé.

# PARTIE TOPOGRAPHIQUE

## MOYENS DE SE RENDRE A AMÉLIE-LES-BAINS

Les personnes qui désirent faire leur voyage d'une seule traite de Paris à Amélie-les-Bains, accomplissent ce trajet de 1,040 kilomètres en vingt-huit heures. Prenant l'express à 8 heures 45 minutes du soir, elles sont à Bordeaux le lendemain matin à 8 heures 15 minutes (une heure d'arrêt) ; — à Toulouse, à 3 heures 35 minutes (trente minutes d'arrêt) ; à Narbonne, à 7 heures ; — à Perpignan, à 9 heures du soir. — Là, quittant la voie ferrée, elles sont conduites par une voiture de poste à Amélie-les-Bains à minuit.

Par la ligne de Lyon, Tarascon, Cette et Narbonne, le trajet se fait aussi rapidement, mais il nécessite des changements plus réitérés de wagon.

Les personnes que leur santé oblige à se reposer la nuit et à ne faire que de courtes étapes, doivent prendre à Paris l'express du matin à 9 heures 10 minutes. — Elles sont rendues à Bordeaux, le soir, à 9 heures 50 minutes. — Elles repartent le lendemain matin à 9 heures 15 minutes, et elles arrivent à Perpignan à 9 heures du soir (faire demander à l'avance un omnibus de famille par M. Bouchet, directeur de l'hôtel de l'Europe). Elles couchent à cet hôtel, et dans la matinée suivante elles arrivent, en trois heures, par une route superbe, à Amélie-les-Bains. (Il existe de Perpignan vers Amélie quatre services journaliers de voitures publiques ; ces diligences font, par Maureillas et Céret, un détour inutile. — Le directeur, très-obligeant, de l'hôtel de l'Europe procure aux familles une berline de louage.)

Les voyageurs qui préfèrent suivre la ligne de la Bourgogne et de la Provence quittent Paris à 11 heures du matin, arrivent le soir à 9 heures 50 minutes à Lyon, — repartent le lendemain matin à 7 heures 30 minutes, et sont rendus à Perpignan à 9 heures du soir. — Cette seconde journée est fatigante à cause des changements de train, fort ennuyeux à Tarascon, à Cette et à Narbonne. — Cette longue étape pourrait être heureusement scindée en passant la nuit soit à Avignon, soit à Nimes deux villes intéressantes à visiter.

**Tableau des distances d'Amélie-les-Bains aux principales villes.**

| NOMS DES VILLES. | PRIX des PLACES. | KILOMÈ- TRES. | DURÉE du TRAJET. |
|---|---|---|---|
| De Paris à Bordeaux. . . . | 65 fr. | 578 | 12 h. 30 m. |
| De Bordeaux à Toulouse.. . | 29 fr. | 257 | 6 n. 20 m. |
| De Toulouse à Narbonne. . | 17 fr. | 149 | 3 h. 30 m. |
| De Narbonne à Perpignan. . | 7 fr. | 64 | 2 h. |
| De Perpignan à Amélie-les-Bains. . . . . . . . . . | 5 fr. | 38 | 4 h |
| De Paris à Lyon.. . . . . . | 58 fr. | 512 | 10 h. 50 m. |
| De Lyon à Tarascon.. . . . | 28 fr. | 251 | 5 h. 30 m. |
| De Tarascon à Cette.. . . . | 12 fr. | 105 | 5 h. |
| De Cette à Narbonne.. . . . | 8 fr. | 71 | 1 h 35 m. |
| De Narbonne à Amélie-les-Bains. . . . . . . . . . | 20 fr. | 102 | 6 h. |
| De Toulon à Marseille.. . . | 7 fr. 50 | 67 | 2 h. |
| De Marseille à Tarascon.. . | 11 fr. | 100 | 2 h. 15 m. |
| De Tarascon à Amélie-les-Bains.. . . . . . . . . | 30 fr. | 278 | 10 h. 35 m. |

Partant de ces données, il est très-facile de calculer la durée et le prix du voyage d'Amélie-les-Bains aux villes intermédiaires sur les lignes de Bordeaux, de Paris, de Lyon et de Toulon.

## NOURRITURE ET LOGEMENT.

Les étrangers qui arrivent à Amélie-les-Bains ont le choix entre plusieurs modes d'installation :

Les militaires en demi-solde, jusqu'au grade de capitaine inclusivement, sont hospitalisés à l'établissement de l'État.

Les militaires de grade supérieur et ceux qui ont un congé à solde entière peuvent être autorisés à suivre leur traitement à l'hôpital militaire, mais ils sont tenus à se caser dans le village comme les malades civils.

Les civils s'établissent soit à la maison thermale du docteur Pujade, soit dans les hôtels, soit dans les maisons particulières.

Une chambre et la nourriture (déjeuner et dîner) coûtent, par jour, 6 francs chez M. Pujade et 4 francs dans les hôtels.

Les appartements particuliers varient, comme taux de location, de 80 à 400 francs par mois, suivant le nombre de pièces, le confortable de l'ameublement et l'exposition plus ou moins complète au soleil. En hiver, la plupart se louent pour la saison de six mois. Leur prix est en général calculé sur le pied de 30 à 50 francs par chaque pièce d'un premier ou d'un second étage. Ils sont pourvus de meubles, de linge pour la literie, la table et la toilette et d'une batterie de cuisine. Les étrangers seulement sont priés d'apporter leur argenterie.

Les personnes logées dans le village peuvent prendre leurs repas, soit à l'hôtel thermal (130 francs par mois), soit dans une pension ( 80 ou 100 francs ). — Les restaurateurs portent également à domicile sans augmentation de prix.

Les familles qui sont effrayées de la vie en commun avec des inconnus, celles qui répugnent aux ennuis d'une table d'hôte, celles enfin qui ont besoin d'indépendance pour le choix de leurs aliments et pour les heures de leurs repas, prennent une cuisinière du pays ( 15 à 25 francs de gage ); sur la place du village on trouve en abondance, à des prix raisonnables, la viande de boucherie, le gibier, l'épicerie, les légumes et les fruits.

Les correspondances très-nombreuses avec Perpignan permettent aux gourmets d'alimenter leur office sur le marché du Midi, le plus riche en primeurs.

### Hôtels.

MM. Pujade (Maison thermales).
 Martinet-Just.
 Molins.
 Hermabessière.

### Restaurants prenant des pensionnaires ou portant à domicile.

MM. Alcouffe.
 Combe.
 Ferret.
 Molins.

### Maisons où se trouvent des appartements meublés.

MM. Avroin.
 Bagès.

MM. Carbou (deux maisons).
    Commandant Cazeneuve.
    Combe.
    Conte.
    Duffau.
    Ferret.
    Gatumeau.
    Got.
    Guichou.
    Pujade (maison de la pharmacie).
    Sourribes (oncle) (deux maisons).
    Sourribes (neveu).
    De Viaris.
    Vinyes.
    Xatard, etc.

## SERVICE RELIGIEUX

Un aumônier est attaché à l'hôpital militaire.

L'église paroissiale est desservie par un curé et par un vicaire.

Les fidèles sont assurés d'avoir plusieurs messes chaque jour de la semaine et pendant toute la matinée du dimanche.

## POSTE AUX LETTRES

| | |
|---|---|
| Première distribution, tous les jours, à. . . | 7 heures du matin. |
| Deuxième distribution, tous les jours, à. . . | 2 heures du soir. |
| Premier départ, tous les jours, à. . . . . | 10 heures du matin |
| Deuxième départ, tous les jours, à. . . . . | 10 heures du soir. |

## TÉLÉGRAPHE ÉLECTRIQUE

Bureau à Céret, chef-lieu d'arrondissement, à huit kilomètres d'Amélie-les-Bains.

## ABONNEMENT DE LECTURE, LIBRAIRIE, PAPETERIE, ARTICLES DE FANTAISIE

MM. Martinet.

Cabassot, au bureau de tabac.

## PIANOS A LOUER, A PERPIGNAN

MM. Fraysse-Rigaud.

Michel.

L'abonnement est de quinze ou vingt francs par mois. Le port, *aller et retour*, est en sus de ce prix. — MM. les facteurs se chargent d'envoyer un accordeur, sur la demande du locataire.

## VINS ÉTRANGERS ET DU PAYS

MM. Pierre Labrunif, sur la place.

Martinet-Just.

5

## TIR AU PISTOLET ET A LA CARABINE

M. Combe, derrière son café.

## TARIF DES VOITURES
## CHEVAUX DE SELLE, MULETS, ANES ET CHAISES A PORTEUR.

— MAISON PIERRE LABRUNIE —

|  | Voitures à 2 chevaux et à 4 places. | Voitures à 1 cheval et à 3 places. |
|---|---|---|
| La journée. . . . . . . . . . . | 25 fr. | 15 fr. |
| Course pour Arles. . . . . . . . . . . | 6 fr. | 5 fr. |
| — Céret. . . . . . . . . . | 8 fr. | 6 fr. |
| — Corsavy et la Foue. . . | 15 fr. | 10 fr. |
| — Bellegarde et le Pertus. . , | 15 fr. | 10 fr. |
| — Port-Vendres. . . . . . | 30 fr. | 20 fr. |
| — Elne. . , . . . . . . . | 25 fr. | 15 fr. |
| — Perpignan. . . . . . . | 25 fr. | 15 fr. |
| — Saint-Laurent. . . . . . | 20 fr. | 12 fr. |
| — Le Vernet, Prades. . . . | 50 fr. | 30. fr. |
| — Figuières. . . . . . . . | 50 fr. | 30 fr. |

|  | Journée. | Demi-journée. |
|---|---|---|
| Chevaux de selle. . . . . . . . . . . | 6 fr. | 4 fr. |
| Mulets. . . . . . . . . . . . . . | 6 fr. | 4 fr. |
| Anes. . . . . . . . . . . . . . . | 4 fr. | 3 fr. |
| Guide des montagnes. . . . . . . . | 5 fr. | 3 fr. |

Chaises à porteurs, ouvertes ou fermées, 2 fr. l'heure.

## TABLEAU DES HAUTEURS LES PLUS REMARQUABLES
### DES ENVIRONS

| | mètres au-dessus du niveau de la mer. |
|---|---|
| Perpignan. . . . . . . . . . . . . . . . . . . | 17 |
| Clocher de Saint-Jacques.. . . . . . . . . . . . | 80 |
| Pont de Céret. . . . . . . . . . . . . . . . . | 97 |
| Phare de Port-Vendres..' . . . . . . . . . . | 220 |
| Amélie-les-Bains. . . . . . . . . . . . . . . | 222 |
| Arles. . . . . . . . . . . . . . . . . . . . . | 276 |
| Tour de Bellegarde. . . . . . . . . . . . . . | 445 |
| Les Bains du Vernet. . . . . . . . . . . . . . | 651 |
| Saint-Laurent de Cerdans.. . . . . . . . . . . | 664 |
| Montferrer. . . . . . . . . . . . . . . . . | 787 |
| Prats de Mollo. . . . . . . . . . . . . . . . | 800 |
| Tour de Battera.. . . . . . . . . . . . . . . | 1476 |
| Pic de Santa-Anna (ermitage).. . . . . . . . . . | 1486 |
| Coupole de l'horloge de la citadelle de Mont-Louis. | 1633 |
| Le Canigou.. . . . . . . . . . . . . . . . . . | 2785 |
| Pic oriental du col Rouge. . . . . . . . . . . . | 2833 |

## COURSES AUX ENVIRONS

Amélie-les-Bains n'a point de promenades publiques. La municipalité aurait pu en établir de charmantes, à peu de frais, sur les bords du Tech et dans des prairies abritées du vent ; mais le soin d'attirer les étrangers et de leur plaire ne tente pas encore son ambition. — Elle est loin de suivre l'exemple que nous ont donné Luchon, Bonnes, Cauterets, toutes ces stations pyrénéennes moins privilégiées que la nôtre, où des édiles intelligents ont eu le courage de créer une ville et d'assurer à leur commune des revenus importants par la cordiale hospitalité qu'ils préparaient aux malades.

Les personnes qui ne peuvent gravir une pente se rendent sur les deux routes impériales, où M. l'ingénieur en chef a l'obligeance de faire planter des arbres et de mettre des bancs. — La route d'Arles, par ses gracieux détours dans la vallée, par sa chaude exposition au soleil sous la montagne du fort, était la promenade favorite des plus infirmes. — Sur le bord même du chemin, un affreux abattoir vient d'être construit,

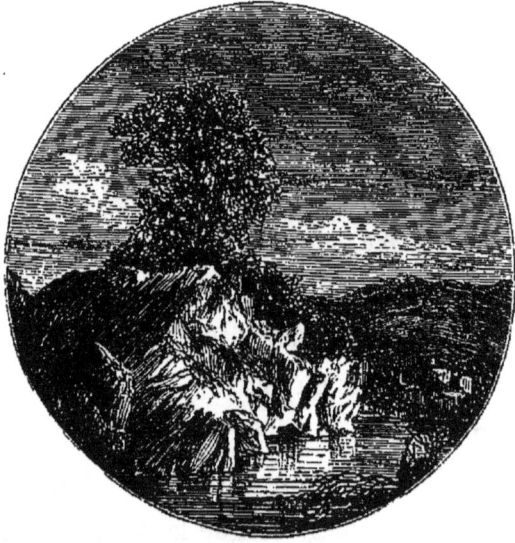

FONTAINEBLEAU.

et il sera un perpétuel objet d'horreur et de dégoût pour bien des femmes nerveuses.

Ceux auxquels les excursions lointaines sont interdites suivent avec prédilection les sentiers de la prairie, le long des cours d'eau. Ils ont ainsi, dans un rayon de trois kilomètres, la course au pont d'Arles, par la rive gauche du Tech, la course à Palalda, village de nom et d'aspect mauresques, dont l'église présente un portail curieux par les ferrures qui se rapportent à la légende de saint Martin.

En descendant la vallée, après Palalda, on trouve sur le bord du torrent un site pittoresque par ses bois et par ses rochers. Ce site a pris parmi les baigneurs le surnom de Fontainebleau, parce qu'il rappelle assez bien certains aspects de la célèbre forêt. — C'est là que se font de préférence les parties ordinaires de déjeuner rustique, les exercices de pêche pour les gens patients et pour les amateurs de truites, les récoltes abondantes de violette, de menthe et de plantes aromatiques.

Au retour, on rejoint la grande route par plusieurs passerelles, dont une notamment est placée vis-à-vis de la ferme de M. de Lourdoueix.

Les gens plus valides, ceux qui ne craignent pas les ascensions, ont un choix de belles promenades. — Le secours du mulet n'est pas à dédaigner pour les dames[1].

---

[1] Je fais de nouveau remarquer que la description des courses est empruntée presque entièrement au nouveau *Guide des Pyrénées*, par M. de Tillancourt.

### 1° Course à Montbolo, par le four à plâtre.

— UNE HEURE ET QUART —

(Je compterai toujours dans ces appréciations le temps de l'aller simple). Vue de toute la plaine de Port-Vendres, jusqu'à la mer, dont on découvre une immense plage à l'horizon. Excellente hospitalité d'un aimable curé. On peut redescendre par les mêmes sentiers, ou bien par Arles ou par Palalda.

### 2° Course à Montalba.

— DEUX HEURES —

On gravit d'abord la montagne Serrat d'en Merle, sur laquelle est bâti Fort-les-Bains. On suit les lacets multipliés que le maréchal de Castellane a fait tracer dans le bois par les soldats casernés au fort, pendant les longs mois de leur désœuvrement. On gagne

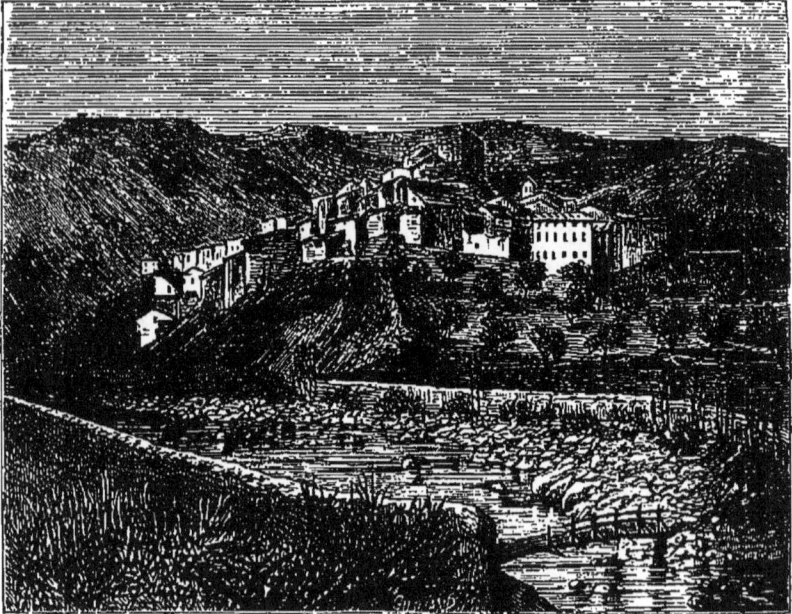

VUE DU VILLAGE DE PALALDA,

DEPUIS LA ROUTE D'AMÉLIE-LES-BAINS A CÉRET.

la crête du Montalba, en passant au rocher de Castellane et en traversant la gorge, au fond de laquelle roule le torrent du Mondony et où l'on contemple une cascade d'un aspect très-pittoresque. On se repose à la Saint-Henri, près d'une fontaine admirablement fraîche. On revient par le roc Saint-Sauveur, Belmaigt, Paracols et les bois qui s'étagent jusqu'au roc Annibal, en descendant par les chemins qui aboutissent derrière les jardins des thermes militaires. Le point de vue le plus intéressant est au sommet de la colline qui sépare les vallées de Montalba et d'Amélie. Le regard peut se porter successivement du majestueux Canigou à la chaîne des hautes montagnes qui s'en détachent et qui, jusqu'à la Méditerranée, forment la frontière dentelée de l'Espagne, et il revient, depuis la mer, depuis Collioure, Elne et Perpignan, jusqu'à la riante vallée d'Arles, au fond de laquelle paraît Amélie.

De là haut, Fort-les-Bains ne semble pas être très-redoutable. Il est dominé de tous les côtés et on comprend que Vauban, lorsqu'il le visita en 1672 (quatre ans après sa construction par le marquis de Chamilly, commandant supérieur de la province), ait déclaré que c'était une gentilhommerie qui ne méritait aucune dépense.

Cependant ce fort a été assiégé en vain par les Espagnols.

### 3° Course à Arles-sur-Tech.

— UNE HEURE —

Cette ville renferme près de vingt-trois mille habitants ; un monastère de bénédictins fondé en 778, ruiné par les Normands en 859, rebâti un siècle plus tard, a commencé sa réputation.

L'église actuelle a dû être une dépendance du couvent : sa première chapelle à droite, dédiée aux saints Abdon et Sennen, est entièrement dans le goût espagnol. Les bas-reliefs, sculptés et dorés, racontent la légende poétique de ces deux patrons de la ville.

Abdon et Sennen, deux princes de l'Orient convertis au christianisme, sont mandés à Rome sous Domitien, pour abjurer leur nouvelle religion ; ils refusent. Condamnés à mourir, ils sont exposés aux bêtes dans une grande fête au Colysée. Les lions s'arrêtent en leur présence et ne leur font aucun mal. Au sortir du cirque, l'empereur irrité ordonne que ces jeunes martyrs soient décapités. Les deux cadavres sont enlevés par les chrétiens et inhumés secrètement au cimetière Pontien.

Au neuvième siècle, une peste horrible fit de grands ravages parmi les hommes et les animaux du Vallespir. Les habitants épouvantés implorent le secours d'Arnulfe, saint abbé qui dirigeait alors les bénédictins d'Arles. Arnulfe, part pour Rome et expose en termes touchants au saint-père la déso-

lation de la contrée qu'il vient de quitter. Le pape le console
et lui permet d'emporter de Rome, toutes les reliques qu'il
voudra, excepté celles de saint Pierre et de saint Paul. Arnulfe
se met en prières pour que Dieu éclaire son choix. Il s'en-
dort, et, dans la nuit, il aperçoit dans une vision au cimetière
Pontien, un tumulus d'où s'échappent deux ruisseaux de sang.
A son réveil, il prévient le pape qui se rend en grande pompe
au tumulus, d'où le sang coulait en réalité.

On découvre là un double sarcophage, avec l'indication des
martyrs Abdon et Sennen. Les routes n'étant pas sûres à cette
époque, Arnulfe se déguise en paysan, place ses précieuses reliques au centre d'un tonneau dont les deux extrémités sont
remplies de vin. Il met ce tonneau sur un mulet. Sur la route
de Rome à Gênes, les cloches de tous les villages sonnent :
à son arrivée, les malades accourent pour lui demander un
peu de son vin et ils sont guéris. A Gênes, il s'embarque, il
subit une effroyable tempête et quand tous les matelots at-
tendent la mort, la mer tout à coup redevient calme et les
ombres des deux saints brillent lumineuses au sommet du
mât. Arnulfe aborde en Espagne. Il loue un muletier pour
le conduire au monastère d'Arles. Les mêmes prodiges du
voyage en Italie se renouvellent sur la terre d'Espagne. Le
muletier incrédule entre en colère et précipite son mulet et
le tonneau dans un abîme. Arnulfe, désespéré de l'insuccès
de son voyage, revient au couvent. Les moines et tous les
habitants courent à sa rencontre en chantant des louanges.
Le mulet était arrivé depuis trois jours et la peste était terminée à l'heure même.

Les reliques furent placées dans des bustes d'argent massifs enrichis de pierreries. Le vin du tonneau fut versé dans un sarcophage romain que l'on scella de fer, et bien qu'on en tirât souvent pour les fidèles, il ne s'épuisa jamais. Dans tous les fléaux qui ravagèrent la Catalogne au moyen âge, les reliques d'Arles furent mises en réquisition et elles produisirent de nombreux miracles dans la contrée où elles furent promenées solennellement. [1]

Actuellement, les bustes d'argent renfermant les reliques, ont perdu leurs pierreries, pillées à la Révolution. Le sarcophage romain contient encore un liquide miraculeux qui se renouvelle en abondance et de lui-même.

La contrée voisine paye le même tribut d'hommage aux saints et leur offre annuellement une quantité considérable de cire jaune roulée. Il est curieux de voir cette pieuse légende se perpétuer par des témoignages authentiques du huitième au dix-neuvième siècle, et être accueillie dans la contrée avec autant de respect aujourd'hui qu'en 1690, où les Bollandistes publiaient leurs Éphémérides.

Quant à l'eau perpétuelle du sarcophage romain, les fidèles y reconnaissent l'intervention divine; les athées, une industrie frauduleuse dont le secret serait bien gardé depuis mille ans; les savants, un phénomène de capillarité.

Près de l'église, on admire un cloître à double rangée de colonnettes. C'est un petit chef-d'œuvre moyen âge, qui

[1] Résumé rapide de la savante dissertation des Bollandistes au dix-septième siècle.

tombe en ruine. Après avoir servi de caserne pendant la Révolution, il est converti en écuries et en étables. L'administration pouvait le restaurer et en faire un presbytère convenable pour la paroisse.

Le 29 juillet et le 20 octobre sont les deux fêtes où la petite ville attire un grand concours d'étrangers, moins pour les processions que pour les courses de taureaux et les danses catalanes qui conservent ici un cachet original.

### 4° Course à Costujas et à la Preste.

— CINQ HEURES —

D'Amélie à Arles, 4 kilom.; — à Saint-Laurent de Cordans, 20 kilom.; — à Costujas, 24 kilom.; — à Prats de Mollo, 23 kilom.; — à Notre-Dame de Coral, 59 kilom.; — à la Preste, 30 kilom.

On visite sur l'une des montagnes voisines d'Arles, une énorme pierre druidique, dite palet de Roland, et que le preux, d'après la légende, projetait d'une colline à l'autre.

La route qui remonte le cours du Tech, praticable aux voitures dans sa première partie, laisse d'abord à droite le chemin de la Foue et de Corsavi.

A une distance de 6 kilom., la voie traverse le Tech sur un pont de pierre et se bifurque · celle de droite, qui conduit à

Prats de Mollo, n'est plus qu'un sentier de mulet. Celle de gauche remonte à Saint-Laurent de Cerdans (10 kilom. du pont), bourg de vingt mille habitants, arrosé par le torrent le Guera.

La route, en remontant le torrent, conduit à Costujas (Custodia), village d'origine romaine, dont l'église à plein cintre, longue de trente-quatre mètres, décorée au portail de sculptures intéressantes, est un curieux échantillon de l'architecture du neuvième siècle.

Les environs de Costujas offrent au botaniste quelques plantes rares, telles que : *stachys herculea, onosma echioides, tenerium pyrenæorum, lithospermum oleifolium,* et plus loin l'*anthyllis crinacea.*

Depuis le pont, la route de Prats de Mollo et de la Preste est l'objet de travaux importants. Elle sera prochainement livrée à la circulation libre et commode des voitures. On aperçoit bientôt à droite, Montferrer, village produisant de bonnes truffes, et dont le vieux château s'élève au milieu des rochers.

L'église romane est bâtie en granit. A 6 kilom. de la bifurcation, vous trouvez le hameau du Tech qui est placé sur le confluent d'un torrent qui descend en ligne directe du Pla-Guilhem.

Les gorges se rétrécissent, les montagnes surplombent la route et l'on côtoie une série de précipices d'une magnifique horreur. Après avoir dépassé une chapelle, vous atteignez (13 kilom. de la bifurcation) Prats de Mollo (prairie de la frontière). Cette petite ville de guerre, chef-lieu de canton, avec trois mille cinq cents habitants, est bâtie en amphithéâtre

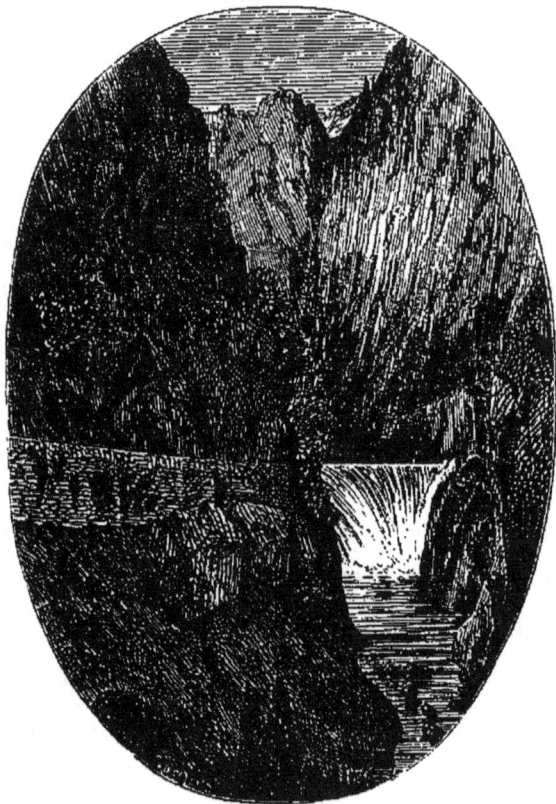

CASCADE

DANS LE JARDIN DE L'ÉTABLISSEMENT DU DOCTEUR PUJADE.

sur le penchant d'une colline. Elle est entourée de murailles gothiques, flanquées de tours rondes, auxquelles on a fait des additions suivant le système de défense moderne, en construisant notamment le fort de la Garde qui commande la ville. Il a été élevé par Vauban pour comprimer une révolte motivée par les impôts sur le sel, que Louis XIV avait établis en violation des anciennes chartes exemptant à perpétuité les populations de la gabelle.

Le fort communique, par un souterrain, avec la partie haute de la ville où est située l'église. Les botanistes, auxquels les environs de la ville offriront beaucoup d'intérêt, pourront consulter à Perpignan, chez le docteur Massot, la collection des plantes de cette zone, recueillies et classées par M. Xatard, pharmacien, décédé en 1848. Prats se recommande par de nombreuses manufactures de drap et par des fabriques de bonnets catalans en laine noire ou écarlate. Auberge (de Giù) bien tenue, où l'on prépare d'excellents mets truffés.

A six kilomètres de Prats, du côté du village de Manèse, on visite l'ermitage Notre-Dame del Coral, chapelle gothique construite en 1282 à la place où un bouvier avait découvert, dans un tronc d'arbre, l'image miraculeuse que l'on va encore vénérer en pèlerinage.

Le village et l'établissement de la Preste sont à six kilomètres de Prats, et au fond d'une gorge resserrée où le torrent mugit sur des rochers imposants.

Depuis Amélie-les-Bains la route a toujours côtoyé le Tech, elle a présenté un panorama très-varié de prairies et de bois qui parfois se baignent dans le lit du torrent, parfois sont suspendus à d'immenses hauteurs sur des montagnes abruptes où toute végétation semble interdite. En sortant d'un affreux chaos, qui fait croire à l'éboulement récent de ces masses granitiques, on est surpris de trouver de riches métairies qui montrent l'aisance de paysans industrieux.

A quelque distance de la Preste, on montre des grottes naturelles assez curieuses.

### 5° Course au Vernet, par l'ascension du Canigou.

— DEUX JOURNÉES —

D'Amélie à Arles, 4 kilom.; — au gouffre de la Foue, 8 kilom.; — à Corsavi, 11 kilom.

Au sortir d'Arles, on traverse la rivière et on prend le chemin de voitures qui serpente sur le côté du ravin de Rieu-Ferrer, que l'on voit à gauche. On quitte la route près d'une pauvre ferme pour escalader une colline, au sommet de laquelle on contemple l'horrible déchirement de deux rochers. Le gouffre est connu sous le nom d'abîme de la Foue (ou fo); il a une profondeur de 150 mètres. Sa forme est celle d'un vaste entonnoir, garni de buis et de plantes que les chèvres seules peuvent aller brouter. Le torrent qui le traverse et que l'on entend, sans le voir, est alimenté par les neiges du Canigou.

Corsavi, village où l'on récolte des truffes, est dominé par une ancienne tour, où l'on jouit d'une belle vue. On célèbre, le 25 juin, la fête des mulets, dans laquelle ces utiles animaux, très-nombreux dans le pays, sont promenés en procession avec grande pompe.

La cime du Canigou est assez rapprochée de Corsavi, mais les escarpements à franchir sont tellement rapides, que l'ascension ne se fait pas de ce côté.

On suit le sentier des mulets, assez fréquenté par suite du transport des minerais qui viennent de Battère.

Le Canigou est très-riche en mines de fer, qui seraient une fortune incalculable dans le pays si leur exploitation était mieux dirigée, et si les chemins de fer amenaient le charbon qui fait complétement défaut. Alors on pourrait établir des hauts fourneaux et délaisser les forges catalanes, première enfance de l'art, qui produisent avec le charbon de bois des fers très-estimés, mais avec une main-d'œuvre ruineuse et laissant un tiers de métal dans la gangue.—Il faut trois heures pour aller de Corsavi aux mines qui touchent le col. De la mine on descend dans la vallée de Nantilla, et on gagne en deux heures le village de Valmanya où l'on couche.

Ce village a 300 habitants et une forge importante. — On s'élève en six heures au sommet du Canigou, et l'on descend en quatre heures.

Pour monter, on passe à côté de quelques champs cultivés qui bientôt font place à des pâturages, puis on gagne, par de nombreux zigzags tracés dans le granit, un talus rapide bordé de fondrières. On traverse deux plateaux qui sont deux im-

menses terrasses séparées par un bois de sapin. Là commence
à paraître le rhododendron. On laisse les montures au col de
Pardiou, près de l'immense ravin qui va se jeter dans la Tet,
après avoir traversé la ville de Prades. On gravit à pied, par
des pentes où les arbres ne peuvent plus croître, jusqu'au
plateau de Belach, couvert de neige. On franchit les derniers et
rudes escarpements entre des rochers détachés, puis entre les
parois resserrées d'une espèce de conque dont le fond semble
taillé en marches. Le petit plateau, sommet du pic le plus élevé
du Canigou, est couvert de rocs de granit dont on a réuni
quelques-uns pour former deux cabanes. Autour se dressent
trois autres pics, ayant la forme de dents ou d'aiguilles, entre
lesquels un gouffre profond doublé de neige forme un petit
lac. Ce qui frappe d'abord, en plongeant, depuis la cime du Canigou, les regards sur le Roussillon, c'est le contraste de ces
masses de montagnes dénudées et arides avec les villages en-
tourés d'une végétation vigoureuse, disséminés dans les plaines
ou sur les coteaux

Mais ce qui donne un caractère tout spécial au panorama du
Canigou, c'est la vue de la Méditerranée que l'on embrasse
sur une étendue de plus de cinquante lieues, depuis Barcelone
jusqu'à Cette, avec les ports d'Agde, de la Nouvelle, de Collioure, de Port-Vendres, animés par les nombreux navires qui
s'y croisent. C'est un aspect magique dont aucun des points de
vue de la Suisse et des beaux lacs qu'on y admire ne peut
donner l'idée.

En descendant du Canigou, on peut gagner le Vernet par les
gorges et le ravin de Cadi et admirer en passant les ruines de

l'abbaye de Saint-Martin, ruines imposantes d'un monastère du dixième siècle.

Si l'on quitte à Castel le sentier de l'abbaye et si l'on prend au col du Cheval-mort le chemin du Pla-Guilhem, on gagne Prats-de-Mollo le soir même du jour où l'on a fait l'ascension. Le Pla-Guilhem est un vaste plateau formant une espèce de col où les blocs de marbre blanc s'élèvent au milieu de magnifiques pâturages. Il est également facile de gagner Perpignan en descendant du Canigou, soit par Prades, jolie sous-préfecture, soit par Ille, que ses jardins illustrent autant que le charmant récit de sa Vénus dans Prosper Mérimée.

### 6° Course d'Amélie-les-Bains.

Au pont de Céret, 8 kilom.; — au Boulou, 16 kilom.; — à Argelès, 56 kilomètres; — à Collioure, 42 kilom.; — à Port-Vendres, 45 kilom.; — à Banyuls, 50 kilom.; — à Elne, 43 kilom.

Cette course et la suivante sont les plus en vogue chez les personnes qui préfèrent le transport par les voitures à celui par les mulets. Entières, elles demandent chacune une forte journée. Elles se font souvent par plusieurs étapes.

Le pont de Céret, l'un des plus intéressants de la France, est formé d'une seule arche, mince et étroite, qui s'élance d'une rive à l'autre, sur une longueur de 45 mètres, à une hauteur de 30 mètres au-dessus des eaux. Construit à une époque fort ancienne (par les Visigoths peut-être), il a été consolidé et réparé en 1541, puis en 1739. En descendant au bord du Tech, sur une pente ménagée près des moulins, on voit les traces des restaurations successives, notamment de petites arches disgracieuses, ajoutées des deux côtés, et qui étaient, à ce qu'il paraît, nécessaires à sa conservation. On admire aussi la hardiesse et l'élégance de sa disposition, et l'on comprend que les montagnards, amis du merveilleux, prétendent qu'il a été bâti par le diable dans l'espace d'une nuit.

A deux kilomètres environ, sur la montagne, on aperçoit à gauche l'ermitage de Saint-Ferréol. Cette chapelle est le but d'un pèlerinage très-fréquenté, surtout le 18 septembre, par les estropiés et par les malades.

Les braves gens viennent souvent de grandes distances, passent la nuit à la belle étoile et repartent le lendemain après avoir entendu la messe.

Des courses de taureaux et des danses catalanes, le même jour, attirent un nombreux concours sur la place de Céret.

Le Boulou est un bourg de 1,300 habitants. L'église romane est remarquable par le porche, au-dessus duquel un bas-relief de marbre blanc représente l'histoire de la naissance du Sauveur ; les personnages portent le costume du douzième siècle. Il reste quelques pans de murailles des anciennes fortifications. Elles ont été pendant les guerres de la Révolution le théâtre de luttes sanglantes entre les Français et les Espagnols. Ces derniers, qui avaient eu l'avantage en 1793, furent entièrement expulsés, l'année suivante, des Pyrénées-Orientales. Un joli pont de fer est jeté sur le Tech et inaugure la route qui conduit en Espagne par le Perthus. C'est à un kilomètre à gauche que l'on trouve l'établissement de Saint-Martin de Fenouillar, dont les eaux alcalines et ferrugineuses ont été appréciées plus haut.

Avant d'atteindre Argelès, on rencontre Montesquieu (église romane et ruines d'un vieux manoir du douzième siècle); Saint-Genys ; l'église, ancienne chapelle des bénédictins, conserve un bas-relief et un tableau du douzième siècle; — Saint-André : église à plein cintre, avec un cippe romain dédié à l'empereur Gordien. Industrie des habitants, consistant à fabriquer des manches de fouet avec les branches du micocoulier; — Sorède (grotte de la Mine, dégageant de l'acide carbonique, comme la fameuse grotte du Chien, à Naples).

Argelès-sur-Mer (chef-lieu de canton, 2,400 habitants). L'église possède quelques tableaux du moyen âge assez curieux, dont l'un représente saint Michel, pesant l'âme d'une femme que le diable lui dispute.

Vous atteignez bientôt le pied des monts Alberès, dont vous aperceviez depuis longtemps les cimes couronnées par d'anciennes tours signaux, d'un effet original. La route décrit une courbe pour gravir les falaises et laisse voir la mer entre les ruptures des rochers.

Après un mamelon couronné de fortifications, Collioure paraît. Place de guerre. — 4,000 habitants. — Ancienne cité, *Caucos Illiberis*, qui a joué plus tard un rôle considérable dans toutes nos guerres avec l'Espagne. Passez sans vous arrêter entre les jardins et les maisons du faubourg qui se développe à droite et

6

l'enceinte fortifiée qui masque la ville à gauche. Gardez-vous de pénétrer dans les murs, car ses maisons si coquettes, lorsqu'on les voit de loin, sont entassées dans des rues étroites, privées d'air et de lumière, et qu'une muraille haute et triste sépare du port et de la mer.

C'est au sommet du promontoire, qui s'élève du côté de l'Espagne, que Collioure prend son aspect le plus flatteur. On plonge sur la jolie baie arrondie, au bord de laquelle les barques de pêche sont rangées en dehors de l'eau; les filets sèchent étendus sur la plage; les maisons, peintes de différentes couleurs, s'élèvent en étages sur les rochers et se réflètent dans l'eau calme et azurée qui baigne leur pied. Les forts qui se dressent de tous côtés, ce phare qui s'avance dans la mer, ces montagnes escarpées couronnées de vieilles tours, complètent un ensemble où tout est pittoresque, et que l'on croirait disposé à plaisir pour inspirer un tableau ou un décor de théâtre.

Le petit rocher de Saint-Vincent, placé à l'extrémité de la baie, est surmonté d'une chapelle très-vénérée par les marins. Il est l'objet d'une double procession le 15 août. Le matin, les marins y portent les reliques du saint, et le soir, à neuf heures, ils vont les rechercher en grande pompe, voguant à la lueur des torches et au bruit des fanfares. C'est une fête très-originale.

La route qui conduit à Port-Vendres est mal tracée et montueuse; elle rappelle la corniche de Gênes par ses escarpements sur les falaises. Elle est dominée par le fort Saint-Elme.

Port-Vendres n'a que douze cents habitants. *Portus Veneris* a dû son nom à un temple célèbre dans les environs. Déchue pendant le moyen âge, elle attira l'attention de Vauban, et des travaux modernes en ont fait un port militaire sûr et commode, où les frégates peuvent mouiller et où cinq cents bâtiments de second ordre pourraient s'abriter à la fois. De hautes montagnes le protégent à l'ouest, et d'immenses rochers le garantissent du côté de la mer. Les quais d'une belle construction partent d'une place carrée, à laquelle on monte par un escalier de trente-deux marches et que décore un obélisque de marbre rouge dédié d'abord à Louis XVI.

Port-Vendres est après Toulon le seul port militaire de la Méditerranée. Avec Cette et Marseille, il peut seul recevoir les bâtiments d'un fort tonnage. Cependant, il présente peu d'animation, les constructions maritimes et le commerce y sont nuls, et tant qu'une voie ferrée ne l'unira pas au réseau du Midi, il ne doit espérer aucune amélioration. Un phare de premier ordre, à feux fixes, est placé à 1 kilom. sur la colline dite cap de Béar. De ce point, le littoral, dentelé d'une infinité de caps et de baies, présente un panorama grandiose et varié. On ne peut se lasser d'admirer cette mer diaphane toujours au même niveau, si différente de l'Océan que la marée éloigne ou rapproche de la côte. Ici, les flots reçoivent du soleil puissant du Midi les teintes les plus riches, et la magie de la couleur compense ce qui peut manquer de mouvement et de variété.

La course peut se prolonger jusqu'à Banyuls, dernier poste français, bourg de deux mille six cents habitants, célèbre pour les crus de ses vins savoureux, et jusqu'à Rosas qui rejoint la route de Figuières.

Au retour de Port-Vendres, on doit visiter Elme (deux mille cinq cents habitants). Cette ancienne cité reçut de Constantin le nom de sa mère Hélène; dévastée par les Mores, brûlée au quatorzième siècle par les Français, assiégée et prise en 1474 par Louis XI, elle perdit en 1602 son évêché qui fut transféré à Perpignan. Elle ne conserve d'intéressant que son église du onzième siècle; le cloître attenant est le plus remarquable des monuments de ce genre que le Midi ait conservés. Il est tout en marbre blanc et formé de quatre galeries, longues chacune de seize mètres, composées d'arcades ogivales soutenues par de doubles colonnettes. Les chapitaux historiés sont ornés de figurines ravissantes dont quelques-unes portent des incrustations de pierres de couleur, notamment dans les yeux.

La grande variété de forme des colonnes en fait un cours complet d'architecture depuis le douzième jusqu'au quinzième siècle. Perpignan est à treize kilom.; on peut donc revenir par Perpignan ou par la route du Boulon que l'on retrouve à Saint-André.

### 7° Course.

Céret, 9 kilom.; Maureillas, 14 kilom.; Cluse, 17 kilom.; — le Perthus, 20 kilom.; — la Jonquière, 28 kilom.; — Figuières, 40 kilom.

Céret, chef-lieu d'arrondissement, 3,500 habitants (*Aredisium*). Fondé au huitième siècle, entouré anciennement de murailles et connu pour les conférences qui y furent tenues en 1660, pour la délimitation des frontières de la France et de l'Espagne.

Les rues étroites et tortueuses aboutissent à des boulevards plantés. Les étrangers visitent avec intérêt le beau parc dont madame Delcros a entouré son hôtel, et les beaux palmiers qui se trouvent dans le jardin de M. de Ribas.

Maureillas (1,000 habitants); nombreuses fabriques de bouchons. Cluse basse et Cluse haute ou *château des Mores*, marquent l'emplacement des forts qui défendaient autrefois la frontière.

Le fort de Bellegarde, sur la montagne qui domine le Perthus, a été construit par Vauban, sur les ruines d'ouvrages romains restaurés par les Espagnols. Il est en partie taillé dans le roc. La garnison est de cinq cents hommes. De nombreux faits d'armes se sont passés sous ses murs et, entre autres, sa prise en 1794, par les Français que commandait Dugommier (après quarante jours de siége.) — La frontière est marquée par deux bornes de marbre. La douane espagnole est à la Jonquière, bourg qui tire son nom des roseaux qui couvrent les marais voisins. On traverse ensuite le champ de bataille où Dugommier trouva la mort en 1794, après une victoire des Français qui délivra le pays de l'invasion espagnole.

Figuières, place forte de premier ordre, 8,000 habitants. La citadelle est une des plus belles de l'Espagne. J'ai surtout admiré les écuries souterraines qui peuvent loger douze cents chevaux, et les casernes casematées qui sont distribuées autour d'immenses cours où sont creusées les citernes Plusieurs fois prise et reprise par les Français, la citadelle fut rendue après le traité de 1814. Elle fut bloquée pendant cinq mois et enlevée par le duc d'Angoulême en 1823.

La ville, où il faut voir une course de taureaux, offre déjà le cachet de beauté féminine, de gaieté mélancolique et de paresse qui distinguent les cités espagnoles. La vue est superbe : elle s'étend depuis la baie si gracieuse de Rosás jusqu'à Barcelone, à 180 kilom., que le chemin de fer permettra bientôt de franchir en quelques heures.

FIN

# TABLE DES MATIÈRES

## PARTIE TOPOGRAPHIQUE

FIN DE LA TABLE.

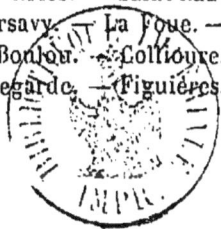

PARIS. — IMP. SIMON RAÇON ET COMP., RUE D'ERFURTH, 1.

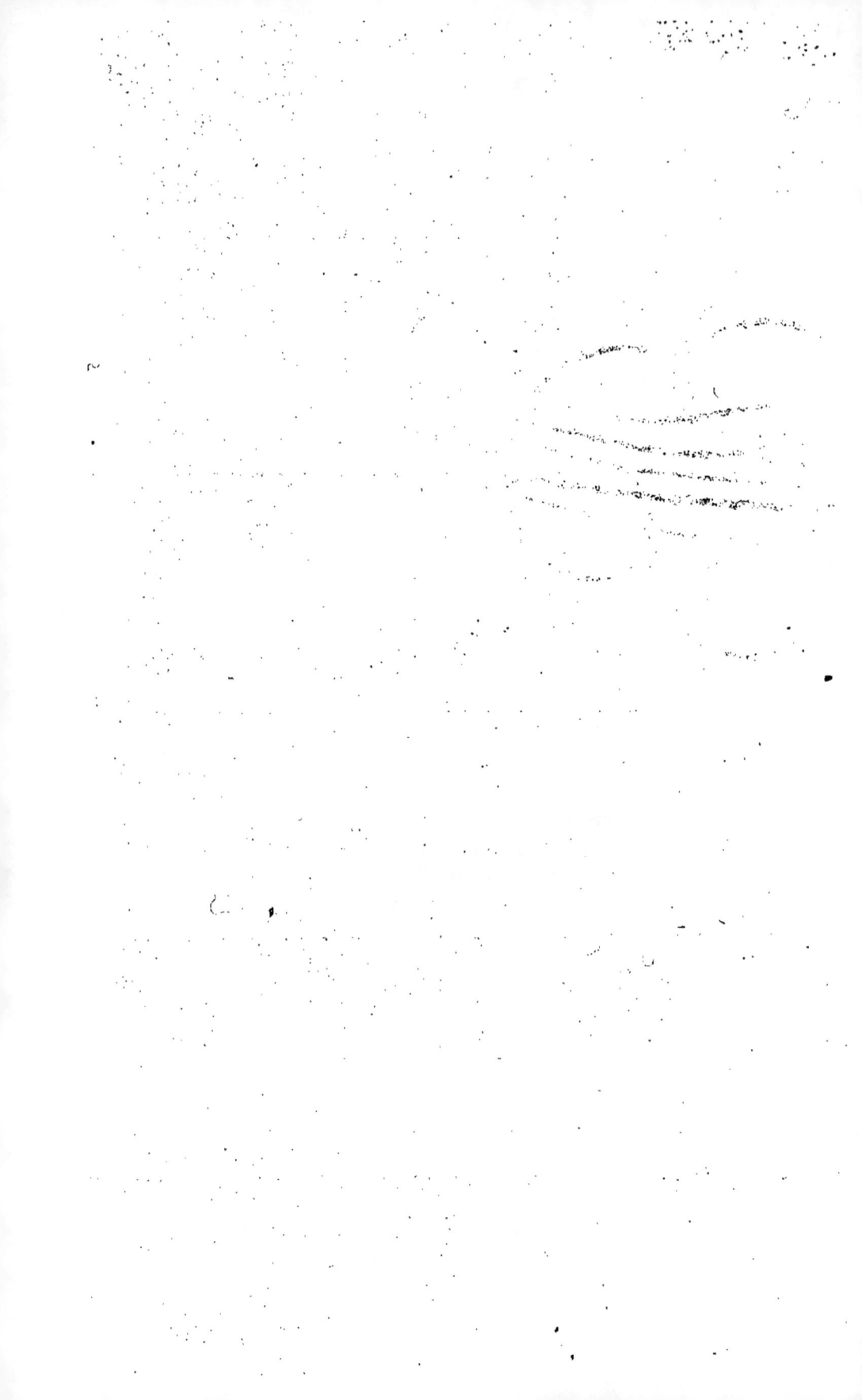

www.ingramcontent.com/pod-product-compliance
Lightning Source LLC
Chambersburg PA
CBHW071501200326
41519CB00019B/5832